COURS

D'HIPPIATRIQUE,

A l'usage des Sous-Officiers

de l'Artillerie et de la Cavalerie,

par

GOUX et MERCHE, Aides-Vétérinaires

AU 7ᵉ D'ARTILLERIE.

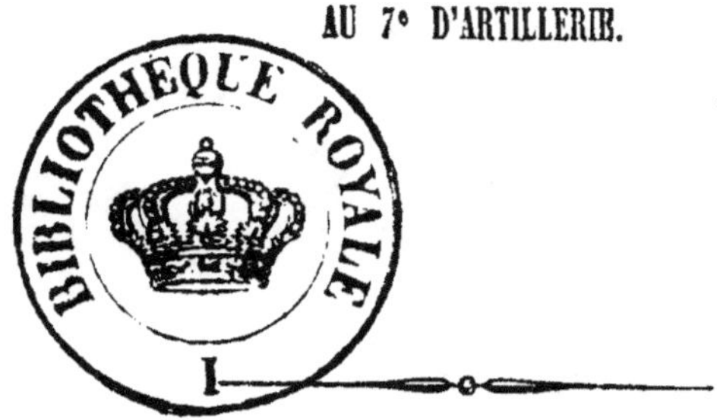

METZ,

Imprimerie et Lithographie de HUMBERT, place Chappé.

1844.

À Monsieur,

Monsieur de Vésian,

Colonel du 7ᵉ Régiment d'Artillerie, Commandeur
de la Légion d'honneur,

Hommage respectueux.

Cours d'Hippiatrique.

INTRODUCTION.

Le cours d'Hippiatrique, pour être réellement utile aux personnes appelées à l'étudier, ne doit pas renfermer seulement des notions plus ou moins étendues sur les formes extérieures du cheval, sur les moyens de reconnaître son âge et d'apprécier son aptitude à telle ou telle espèce de service, mais il doit encore enseigner, quoique d'une manière très-succincte, la composition de tous les tissus qui forment ensemble le corps animal, expliquer brièvement les principales fonctions par lesquelles l'animal vit; donner les règles généralement adoptées pour entretenir sa santé dans le meilleur état possible; quelques détails enfin sur la ferrure, sur les accidents les plus fréquents, sur les moyens curatifs à leur opposer, doivent nécessairement compléter ce cours.

Rappeler les circonstances dans lesquelles les officiers et sous-officiers d'artillerie et de cavalerie peuvent se trouver par la nature même de leur service, c'est prouver l'importance pour eux de chacune de ces branches de la Vétérinaire. En effet, que ces militaires soient appelés à faire partie d'une commission chargée d'acheter des chevaux; qu'ils soient obligés de prescrire eux-mêmes des mesures générales d'hygiène; qu'ils aient seulement à faire ou à reconnaître un signalement, ils devront toujours, dans ces différents cas, posséder des connaissances exactes sur l'étude de l'extérieur et de l'hygiène du cheval; mais cette étude ne leur aura été réellement profitable, qu'autant qu'ils auront eu quelques notions sur l'anatomie générale et la physiologie animale. Par elles seulement ils peuvent apprécier le couleur normale des tissus, connaître le pourquoi des beautés et des défectuosités; raisonner les prescriptions hygiéniques à mettre en usage. Dans d'autres circonstances leur responsabilité est encore plus grande : détachés sans Vétérinaire, avec un certain nombre de chevaux, ils se trouvent quelquefois dans la nécessité de se passer des connaissances de ces derniers, pour opposer aux accidents, qui surviennent tout à coup, les premiers soins curatifs; il est donc également nécessaire, pour eux, d'étudier la dernière partie de ce Cours.

Programme du Cours.

1° Notions très-succinctes d'anatomie générale.

2° Considérations générales sur les os, leur nomenclature et leurs moyens d'attache.

3° Nomenclature des muscles; de leur division par groupes.

4° Description anatomique et physiologique des organes qui composent les appareils de la digestion, de la respiration et de la circulation.

Extérieur proprement dit.

5° Définition et but de l'extérieur, considérations générales sur cette étude.

6° Description des différentes régions du corps.

7° Des léviers appliqués à la mécanique animale.

8° Des allures.

9° Des aplombs.

10° De l'âge.

11° Des robes.

12° Des races propres à la cavalerie et à l'artillerie.

13° Des signalements.

14° Manière d'examiner un cheval et d'indiquer le genre de service auquel il doit être employé de préférence.

Maréchalerie.

15° Anatomie du pied.

16° De ses caractères de beauté et de ses différentes formes.

17° Ferrure raisonnée, ordinaire et appropriée. De la ferrure à froid.

Hygiène.

18° Définition et but de l'hygiène.

19° De l'air atmosphérique.

20° Des écuries.

21° Des aliments solides : foin, paille, avoine, farine d'orge, etc., etc.

22° De l'eau considérée comme boisson.

23° Du régime du vert.

24° Des bains.

25° Du pansage.

26° Du travail.

27° Des soins à donner aux chevaux en route.

28° Considérations générales sur l'âge, le sexe et les tempéraments.

Pathologie vétérinaire.

29° Blessures résultant de la ferrure,

30° Des indigestions.

51° De la fourbure.

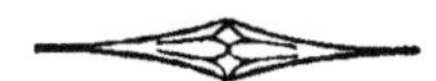

ANATOMIE GÉNÉRALE.

L'anatomie s'occupe des conditions matérielles des différentes parties du corps ; elle dévoile leur position, leurs formes et leurs usages. La physiologie montre ces mêmes parties en action.

Le corps du cheval, comme celui de tous les êtres organisés, est composé de parties fluides et de parties solides dont la proportion respective n'est pas égale et varie suivant l'âge, le sexe et la constitution. Les solides sont aux fluides dans un rapport de 1 à 10 environ. Les principaux liquides sont le *sang* et la *lymphe ;* il y en a beaucoup d'autres dont on parlera en étudiant les organes où ils se rencontrent. Le sang est un fluide rouge renfermé dans le cœur, les artères et les veines. Le sang artériel est d'un rouge vif, plus chaud que le sang veineux qui a une teinte plus foncée; le premier seul possède des propriétés de vie. La *lymphe* est un fluide séreux non coloré, circulant dans les vaisseaux blancs; elle prédomine chez les animaux lymphatiques.

Les parties solides composent différents systèmes appelés *tissus* que nous allons successivement passer en revue.

Du tissu cellulaire. Ce tissu est blanc, aréolaire, mou et spongieux, répandu dans tout le corps, il entoure tous les organes, les unit, les sépare à la fois et pénètre même dans leur épaisseur; de sorte que, si on supposait que tous les autres tissus fussent enlevés et qu'il pût se soutenir, il conserverait la figure générale du corps. Comme ce tissu est partout continu avec lui-même, comme ses aréoles communiquent toutes entre elles, son insufflation devient très-facile. C'est dans ses aréoles qu'est déposée la graisse; cependant il est des parties qui n'en contiennent jamais.

Du tissu adipeux. Ce tissu constitue la graisse proprement dite; il se montre sous forme de masses globuleuses, plus ou moins grosses et plongées dans les mailles du tissu cellulaire. Il est donc d'autant plus abondant que l'animal est plus gras; cependant, quel que soit l'état de maigreur de ce dernier, il ne disparaît jamais entièrement dans certains endroits. La graisse est une espèce de nourriture tenue en dépôt pour les moments de privation; dans l'orbite, au genou, dans le canal vertébral elle forme des coussinets préservatifs contre les chocs.

Du tissu séreux. Les membranes séreuses, ainsi appelées parce qu'elles contiennent dans leur épaisseur beaucoup de vaisseaux séreux, sont humectées par un liquide semblable au sérum du sang. Elles forment des tuniques ou enveloppes à plusieurs organes et constituent un système de membranes fermées de toutes parts ; leurs usages sont de faciliter le glissement des organes qu'elles recouvrent et de favoriser leur ampliation. Dans la poitrine, on les appelle *Plèvres* ; dans le ventre, *péritoine*, et dans les articulations elles se nomment *membranes synoviales*.

Des téguments. Les téguments forment une seule membrane qui tapisse tout l'extérieur du corps, tout le conduit alimentaire, les canaux aériens, les canaux génito-urinaires, les conduits excréteurs de toutes les glandes. La membrane tégumentaire générale présente, dans sa vaste étendue, des différences ou des variétés d'apparence, de texture et de fonctions qui pourraient faire douter de son unité et de sa continuité. Ainsi, la peau et la membrane muqueuse, comparées l'une à l'autre, semblent très-différentes au premier coup-d'œil ; mais, si on en fait un examen plus approfondi, on les trouve presque identiques, seulement modifiées par leur position.

La peau, ou *tégument externe*, enveloppe tout le corps ; elle offre trois parties distinctes et des parties dépendantes : 1° l'épiderme, qui forme une espèce de vernis extérieur, sec et défensif ; 2° le corps muqueux, qui est l'aboutissant de tous les vaisseaux et nerfs de la peau, se trouve être aussi le siége de la sensibilité et de son absorption (la matière colorante existe entre l'épiderme et le corps muqueux); 3° le derme, membrane cellulo-fibreuse, qui constitue le feuillet profond, principal, et presque toute l'épaisseur de la peau. Les parties dépendantes sont les poils et la corne. Les poils, à la surface du corps, sont courts et plus ou moins épais ; au bord supérieur de l'encolure, aux membres, à la queue, ils sont grands, plus gros et reçoivent le nom de *crins*. La corne existe à l'extrémité des membres, à la face interne des avant-bras et des jambes ; elle donne lieu aux *sabots* et aux *chataignes*.

Les muqueuses ou tégument interne revêtent les conduits respiratoires et digestifs, les conduits excréteurs des glandes, etc., etc.; elles offrent deux surfaces, l'une libre, l'autre adhérente ; la partie libre est constamment couverte d'un mucus préservatif. On a reconnu aux muqueuses des ouvertures, un épiderme, des productions cornées, même des poils.

Système vasculaire. Il comprend tous les vaisseaux ou canaux destinés à charrier les liquides ; ce sont les *artères*, les *veines* et les vaisseaux *lymphatiques*.

Tissu fibreux blanc. Ce tissu a des fonctions toutes mécaniques ; il se présente sous deux formes principales, celle de liens ou de cordons, comme les ligaments et les tendons, et celle de membranes ou d'enveloppes, exemple les aponévroses, etc., etc.; sa couleur est blanche, son aspect resplendissant ou satiné.

Tissu fibreux jaune. Ce tissu affecte les mêmes formes que le tissu fibreux blanc ; il forme des ligaments et des membranes : c'est le ligament cervical et la tunique abdominale.

Tissu cartilagineux. Les cartilages sont blancs, durs, flexibles, très-élastiques et le plus souvent ne sont que temporaires ; ils finissent presque toujours par s'ossifier. Leur forme est allongée comme les cartilages des côtes, ou elle est large et mince comme les cartilages des articulations, du larynx et de la trachée.

Du tissu nerveux. Le système nerveux entretient dans la vie l'irritabilité, conduit et reçoit les sensations ; il consiste, dans les animaux vertébrés, en une masse centrale, composée d'un long cordon (*moëlle épinière*) terminé antérieurement par un gros renflement (*cerveau*) ; de ce centre nerveux partent les cordons ou nerfs qui se rendent dans les parties les plus éloignées du corps.

Tissu osseux. Les os sont les parties les plus dures de l'économie, leur assemblage forme le *squelette* ; ils sont formés de deux substances, l'une organique et l'autre terreuse. En soumettant un os à la calcination on obtient la partie terreuse ; en soumettant un autre os à l'action dissolvante de l'acide hydrochlorique, il reste la partie organique.

Du tissu musculaire. Les muscles forment une grande partie du poids et du volume du corps ; ils se divisent en faisceaux formés de fibres primitives rassemblées en fascicules réunis par du tissu cellulaire. La propriété essentielle de la fibre musculaire est de se contracter. Les muscles constituent des organes rouges qu'on nomme vulgairement la chair.

2° Considérations générales sur les os.

On donne le nom de *squelette*, à la réunion des os du cheval conservés dans leur intégrité et leurs rapports mutuels ; ce squelette est dit naturel ou artificiel : dans le premier cas, les os sont maintenus à l'aide des liens naturels ; dans le second cas, avec le secours de liens métalliques. (Planche 1re figure 1.)

Le squelette est composé d'une tige centrale nommée *rachis* ou *colonne vertébrale*, terminée en avant par un renflement ou tête, et en arrière par les os de la queue. Cette tige, à laquelle sont appendus des arcs osseux ou côtes, est supportée par quatre colonnes qui constituent les membres. Les os, par rapport à leur forme, sont divisés en longs, larges et aplatis, courts et épais ; ils présentent, à leur surface, des éminences et des cavités. Considérés sous le rapport de leur union, les os offrent des jointures appelées *articulations ;* celles-ci se divisent en trois grandes classes : celles qui jouissent de grands mouvements, articulations par genou, charnière, etc., etc. ; celles qui ne consistent que dans des sutures ; exemple, les os de la tête ; celles enfin qui forment des articulations mixtes pour la composition et le mouvement ; exemple, l'union des vertèbres entre elles.

Des os en particulier. La tête, partie antérieure de

la colonne vertébrale, se subdivise en deux parties, *crâne* et *face*.

Les os du crâne sont au nombre de sept : *un frontal* (n° 1), *un pariétal* (n° 2), *un occipital* (n° 3), *un sphénoïde* (n° 4), *un ethmoïde* (n° 5), et *deux temporaux* (n° 6).

Au nombre de vingt, les os de la face sont : les *deux grands sumaxillaires* (n° 7), les *deux petits sumaxillaires* (n° 8), *deux sunaseaux* (n° 9), *deux lacrymaux* (n° 10), *deux zygomatiques* (n° 11), *deux ptérygoïdiens* (n° 12), *deux palatins* (n° 13), *quatre cornets* (n° 14), *un vomer* (n° 15), *un maxillaire*, (n° 16). Dans leur réunion ces os recèlent et protègent les organes de la vue, du goût et de l'odorat; ils constituent aussi les deux mâchoires.

De l'hyoïde. Entre les branches du maxillaire, il existe un os appelé hyoïde, composé de cinq pièces osseuses mobiles les unes sur les autres, auxquelles viennent s'attacher la langue, le larynx et le pharynx.

Colonne vertébrale. La colonne vertébrale forme un grand levier creux où viennent s'appuyer les autres parties de la charpente animale; elle est le centre mobile de toutes les actions locomotrices, et de plus elle est l'enveloppe protectrice de la moelle épinière. Les os qui la composent, appelés *vertèbres,* sont au nombre de trente et un; sept au cou, dites cervicales (n° 17), dix-huit au dos, dites *dorsales* (n° 18), dont les sept premières forment la base du garot (n° 19) et six aux lombes, dites *lombaires* (n° 20). Ces os sont courts, hérissés d'éminences, et solidement articulés les uns avec les autres.

Os du thorax. Le thorax est une cavité destinée à loger les organes de la respiration ; il a pour bases osseuses, en haut, la face inférieure des vertèbres dorsales, en bas, le sternum (n° 21), et latéralement, les côtes (n° 22) ; celles-ci, au nombre de 56, dont huit de chaque côté qui s'articulent avec le sternum, s'appellent *sternales,* et dix qui s'appuient simplement les unes sur les autres, sont dites *asternales.*

Le Bassin est une cavité qui renferme les organes génito-urinaires et l'intestin rectum ; il est formé supérieurement par le sacrum (n° 23), composé de plusieurs pièces osseuses soudées de très-bonne heure, le *Coccyx* (n° 24), série de petits os très-mobiles successivement décroissants ; latéralement et inférieurement par les 2 coxaux (n° 25). Les os du Bassin sont articulés d'une manière très-serrée et solide, de sorte que l'impulsion donnée par les membres postérieurs se transmet à la colonne vertébrale sans aucune perte.

Os des membres. Les membres appendices du tronc auquel ils forment des colonnes de soutien, sont au nombre de quatre, deux antérieurs et deux postérieurs ; ils représentent des leviers successivement décroissants, mobiles et superposés angulairement. Les pièces osseuses qui en forment la base sont:

Membres antérieurs. Pour les membres antérieurs, l'omoplate (n° 26) justa-posé sur la poitrine, l'humérus (n° 27), le cubitus (n° 28).

Les os du genou ou carpiens (n° 29); ceux-ci, au nombre de sept, sont articulés ensemble sur deux rangées; les métacarpiens qui comprennent le canon (n° 30), et les 2 péronés (n° 31); les phalangiens, divisés en premier, ou os du paturon (n° 32), en deuxième, ou os de la couronne (n° 33), en troisième, ou os du pied (n° 34). Enfin les trois sésamoïdes, dont deux grands (n° 35) et un petit appelé naviculaire (n° 36); les grands sont situés en arrière du premier phalangien et ont pour usage d'éloigner les tendons de leur point d'insertion.

Membres postérieurs. Les os des membres postérieurs sont les coxaux qui sont continus à la colonne vertébrale, le fémur (n° 37), ou os de la cuisse, le tibia (n° 38), ou os de la jambe, la rotule (n° 39), espèce de poulie de renvoi placée à l'extrémité supérieure du tibia, les os du jarret ou os tarsiens (n° 40); ceux-ci au nombre de 6 comprennent deux os plats, deux irréguliers, l'astragale et le calcanéum. Quant aux os métatarsiens et digités, ils sont identiques aux métacarpiens et phalangiens des membres antérieurs.

3° Des Muscles. (Planche 2, figure 1ʳᵉ.)

Les muscles sont les organes actifs de la locomotion; ils entourent les os et déterminent les formes variées et particulières des différentes régions de la surface extérieure du corps. Variables dans leur grosseur, ils jouissent tous de la propriété essentielle de se contracter. Cette contraction s'exécute avec promptitude et énergie, et est la cause déterminante des mouvements qui ont lieu dans l'économie animale. Les muscles sont généralement disposés par couches successives, séparés par du tissu cellulaire ; ils sont fixés par leurs extrémités ou par leurs bords, et se trouvent attachés par deux points opposés, l'un qui reste fixe, c'est leur point d'origine ; l'autre qui est mobile, c'est-à-dire, entraîné par la contraction musculaire, c'est leur point d'insertion.

Tous les muscles qui coopèrent à la production d'un même mouvement, se nomment *congénères ;* ils ont pour *antagonistes,* ceux qui déterminent des mouvements contraires.

Muscles de la tête (n° 1). L'oreille externe, formée par le concours de trois fibro-cartilages, la *conque,* l'annulaire, le scutiforme, est entourée de 10 petits muscles qui la font mouvoir dans tous les sens.

Muscles des paupières et de l'œil (n° 2). Trois petits muscles déterminent les mouvements des paupières ; l'un, dit orbiculaire, sert à les rapprocher, les 2 autres sont élévateurs de la paupière supérieure.

Les muscles du globe de l'œil sont au nombre de sept dont 4 droits tirent l'œil au fond de l'orbite, 3 obliques qui produisent des mouvements latéraux.

Muscles de la face (n° 3). Les muscles de la face, petits et de formes différentes, déterminent par leurs contractions les mouvements variés de cette partie.

Muscles de l'encolure (n° 4). Ces muscles forment une masse charnue qui entoure les vertèbres cervicales et présente deux divisions, l'une supérieure cervicale séparée par le ligament de ce nom, l'autre inférieure ou trachélienne, qui traversent la trachée et l'œsophage. Dans ses contractions elle détermine la flexion, l'extension et l'inclinaison latérale de la tête, ainsi que de toute l'encolure.

Muscles du dos et des lombes (n° 5). Ces muscles remplissent tout l'intervalle compris entre la partie supérieure des côtes, les apophyses transverses des vertèbres du dos et des lombes et les apophyses épineuses des mêmes os. En se contractant, ces muscles concourent aux mouvements d'inclinaison latérale de la colonne vertébrale, du cabrer et de la ruade.

Muscles du Thorax (n° 6). Ces muscles déterminent les formes particuliéres de l'ars antérieur, remplissent les intervalles intercostaux et opérent les mouvements de l'épaule, la dilatation et le resserrement de la poitrine.

Le Diaphragme (n° 7) est un muscle qui forme une cloison intérieure qui sépare la poitrine de l'abdomen ; il offre deux parties : l'une centrale aponévrotique, l'autre charnue située à la circonférence.

Muscles de l'abdomen (n° 8). Ces muscles composent les parois inférieures du ventre ; ils sont pourvus d'une aponévrose qui vient s'attacher à une ligne médiane nommée *ligne blanche.* A ces parois musculaires s'ajoute encore une large expansion de tissu fibreux jaune appelée tunique abdominale, et qui sert de ligament suspenseur opposé à la résistance continuelle représentée par le poids des organes digestifs.

Muscles des membres. Région de l'épaule (n° 9). Les muscles de cette région s'insèrent à l'humérus, ils enveloppent le scapulum et ont pour usage de produire les mouvements de rotation du bras sur l'épaule.

Région du bras (n° 10). Les muscles du bras entourent l'humérus et forment une masse charnue qui remplit tout l'intervalle compris entre l'omoplate et l'os du bras ; ils sont les fléchisseurs et les extenseurs de l'avant-bras.

Région de l'avant-bras (n° 11). Les muscles de cette région qui entourent le cubitus sont enfermés dans une gaîne commune qui les maintient en place et augmente leur contraction ; ils ont pour usage, les antérieurs, de déterminer l'extension du canon et du pied ; les postérieurs, dont deux donnent naissance aux cordes tendineuses du canon, d'opérer la flexion des métacarpiens et de l'os du pied.

Membres postérieurs. Région de la croupe (n° 12). Ces muscles composent une masse charnue qui occupe toute la surface externe de l'ilium, déterminent les formes particulières de la croupe et ont pour usage d'étendre la cuisse et de concourir à élever le corps sur les membres postérieurs.

Région rotulienne (n° 13). Elle occupe toute la surface antérieure du fémur ; les muscles qui la composent fléchissent la cuisse sur le bassin et concourent à l'extension de la jambe.

Muscles de la fesse (n° 14). Ceux-ci forment une grosse masse charnue qui provient de l'angle de la fesse et s'étend jusqu'à la jambe dont elle entoure la moitié supérieure ; ils sont les principaux fléchisseurs de la jambe.

Région du plat de la cuisse (n° 15). Ces muscles sont disposés par couches à la face interne de la cuisse, ils déterminent le port de la jambe en dedans.

Muscles de la jambe (n° 16). Ces muscles entourent le tibia, sont maintenus en place par une espèce de gaîne fibreuse et produisent antérieurement l'extension du canon et du pied ; postérieurement, ils fournissent la corde tendineuse du jarret : les autres déterminent la flexion du canon et du pied.

4° Description anatomique et physiologique des organes qui composent les appareils de la digestion, de la respiration et de la circulation.

Appareil de la digestion.

Les organes qui concourent à cette grande fonction forment entre eux un long canal qui commence par la bouche et se termine par l'anus ; en outre, plusieurs glandes environnantes y versent différents fluides nécessaires à la digestion.

Le conduit digestif, qui reçoit les aliments, les élabore et en extrait par absorption la partie nutritive, n'offre pas un calibre uniforme dans toute son étendue ; on y remarque des rétrécissements et des renflements ; ses parois sont formées de deux membranes superposées,

l'une charnue et l'autre muqueuse ; la membrane musculaire a pour but, en se contractant, de faire cheminer
les aliments dans l'intérieur du conduit ; la muqueuse
varie dans sa texture suivant l'endroit où on l'examine
et l'usage qu'elle remplit.

La bouche est la première cavité de l'appareil digestif ; elle a pour base les mâchoires ; elle est circonscrite
en avant par les lèvres au nombre de deux, l'une supérieure, l'autre inférieure ; celles-ci, en se fermant,
ont pour usage de s'opposer à l'écoulement des substances contenues dans la bouche ; la lèvre supérieure
dans le cheval, sert aussi à saisir les aliments ; en arrière, la bouche est fermée par le voile du palais, qui,
placé en avant de l'épiglotte, rend impossibles la respiration et le vomissement par la bouche. Enfin le palais
et les joues circonscrivent supérieurement et latéralement cette cavité. Les dents, organes passifs, mais
immédiats de la mastication, la langue, organe essentiellement musculeux dont l'usage est de servir à la
mastication, à la succion et à la gustation, sont logées
dans cette même cavité.

Autour de la bouche, il existe de chaque côté trois
glandes qui sécrètent continuellement de la salive ; ce
sont les parotides, les maxillaires et les sous-linguales.

Le pharynx, cavité irrégulière, fait suite à la bouche et
sert en quelque sorte de vestibule à plusieurs ouvertures:
les cavités nasales, les conduits gutturaux du tympan,
la bouche, le larynx et l'œsophage.

L'œsophage est un long canal musculo-membraneux
qui s'étend du pharynx à l'estomac en longeant le bord

inférieur de l'encolure, en traversant la poitrine et en pénétrant dans l'abdomen à travers le diaphragme.

Les organes digestifs renfermés dans la cavité abdominale sont l'estomac (**P. 3. fig. 1**), viscère creux, organe essentiel de la digestion; il est situé profondément au-dessous de la région lombaire; sa forme est celle d'un sac légèrement déprimé sur deux faces opposées, courbé suivant le sens de sa longueur; son intérieur est divisé en deux portions, l'une droite, l'autre gauche, appelées *sacs*; c'est dans le sac gauche que s'opère la chymification des aliments, le sac droit n'est qu'un lieu de dépôt et de préparation.

Les intestins forment un long canal flexueux, continu depuis l'estomac jusqu'à l'anus; ils sont divisés en *intestin grêle* dans lequel se complète la digestion et se fait l'absorption du chyle; en gros *intestins* qui se subdivisent en *cœcum* et en *colon*.

Au tube intestinal sont annexés d'autres organes; c'est le foie, la rate et le pancréas. Le foie et le pancréas sécrètent un liquide qui est versé dans l'intestin grêle et sert à la digestion.

Considérations physiologiques. Les aliments, une fois saisis par les animaux, éprouvent dans la bouche une division plus ou moins complète, et s'imprègnent d'une grande quantité de salive. Ainsi préparés, ils arrivent par l'œsophage dans l'estomac, où, soumis à l'action du suc gastrique, ils éprouvent une véritable décomposition et se réduisent en chyme; c'est seulement dans l'intestin grêle que leur chymification est complète et que s'opère l'absorption des principes nutritifs; ceux-ci, pompés par les vaisseaux chylifères, sont versés dans le torrent de la circulation par le canal thoracique. Les parties non assimilables continuent de cheminer dans le gros intestin, et sont enfin expulsées par l'anus, sous la forme de crottins.

Appareil de la respiration.

L'appareil respiratoire comprend les cavités nasales, le larynx, la trachée, les bronches et les poumons.

Les cavités nasales sont spacieuses, anfractueuses et disposées d'une manière régulière de chaque côté de la tête ; elles se prolongent par d'autres cavités appelées sinus et vont s'ouvrir séparément dans le pharynx.

Le larynx forme la tête de la trachée et résulte de l'assemblage de cinq cartilages ; on y remarque, en outre, deux ligaments internes ou cordes vocales, des muscles qui l'entourent et une muqueuse très-sensible qui tapisse son intérieur ; il est l'appareil essentiel de la voix.

La trachée forme un conduit intermédiaire entre le larynx et les bronches ; elle résulte de la réunion d'une série de cerceaux fibro-cartilagineux, flexibles, mais assez résistants ; ses mouvements de dilatation et de resserrement sont produits par la contraction d'une membrane charnue intérieure ; elle se prolonge enfin jusqu'aux poumons, où elle donne naissance aux bronches.

Bronches (fig. 2). Elles résultent de la bifurcation de la trachée : chacune de ces divisions trachéales se ramifie de toutes parts dans la substance du poumon et va en diminuant ; les dernières ramifications sont unies et agglomérées en lobules, et viennent se mettre en contact avec de semblables ramifications des veines et artères pulmonaires.

Poumons (n° 3). Ils sont les organes essentiels de la respiration ; placés dans la cavité pectorale qu'ils remplissent exactement, ils constituent deux lobes séparés par le médiastin.

Considérations physiologiques. Dans la fonction de la respiration, l'air introduit par les cavités nasales, le larynx et la trachée, se débarrasse des corpuscules étrangers et se met en équilibre de température avec le corps ; alors ainsi échauffé, il pénètre dans les poumons par les bronches et vient dans les vésicules pulmonaires vivifier le sang veineux en lui cédant son oxigène, pour être après rejeté comme superflu et faire place à une nouvelle colonne d'air ; d'où il résulte deux mouvements dans la respiration, celui d'*inspiration* et celui d'*expiration*.

Appareil de la circulation.

Destiné à la progression générale des liquides, l'appareil circulatoire comprend le cœur, les artères, les veines et les vaisseaux lymphatiques.

Le cœur (Pl. 3, fig. 3), organe central de la circulation, est situé au milieu de la poitrine, entre les deux lobes pulmonaires ; entouré d'une enveloppe fibreuse (péricarde) qui le maintient en place, il représente à peu près un cône renversé. On y remarque quatre cavités, deux supérieures (oreillettes) et deux inférieures (ventricules); les premières divisées en droite et gauche, sont l'aboutissant, la droite des veines caves, la gauche des veines pulmonaires ; les ventricules du cœur, droit et gauche, possèdent chacun deux ouvertures garnies de valvules disposées de manière à s'opposer au reflux du sang dans les oreillettes au moment de leur contraction.

Des artères. On donne le nom d'artères aux vaisseaux qui portent le sang du centre à la circonférence ; ils comprennent deux systèmes ; l'un pulmonaire, qui charrie du sang noir, l'autre aortique, qui charrie du sang rouge.

Les veines sont les vaisseaux qui apportent le sang de toutes les parties du corps au cœur.

Les vaisseaux lymphatiques, excessivement nombreux, se trouvent dans toutes les parties du corps, et y forment des réseaux très-tenus ; ils charrient un liquide transparent (la lymphe), et viennent aboutir au système veineux par deux canaux principaux, le canal thoracique et la grande veine lymphatique.

Considérations physiologiques. Le sang apporté de toutes les parties du corps par les veines caves, pénètre dans l'oreillette droite du cœur ; puis celle-ci, en se contractant, le fait refluer dans le ventricule droit ; delà il passe dans l'artère pulmonaire, pour venir subir dans les poumons l'action vivifiante de l'air ; bientôt, repris par les veines pulmonaires, il est versé dans l'oreillette gauche, puis dans le ventricule gauche, et lancé dans les aortes pour parvenir enfin dans les parties les plus éloignées et les plus profondes du corps, en cédant ses principes nutritifs à tous les organes qu'il traverse.

Extérieur du cheval.

On entend par extérieur, l'étude des formes extérieures du cheval, ainsi que celle des proportions et aplombs, de ses attitudes et mouvements. Son but est celui-ci : un cheval étant présenté, déterminer le genre de service auquel il doit être employé de préférence, évaluer la somme et la durée que sa machine est capable de produire.

Avant de commencer l'étude de l'extérieur, il est nécessaire de donner la véritable signification de certains mots employés dans cette étude.

On donne le nom de *beautés* à la réunion de toutes les conditions qui dénotent la force et l'énergie. Les beautés sont absolues et relatives ; absolues, devant toujours se retrouver dans le cheval, quel que soit le genre de service auquel on le destine ; relatives, c'est-à-dire en rapport avec le service pour lequel le cheval doit être utilisé.

Par *défectuosités*, on entend l'absence d'une ou plusieurs des conditions indiquant la beauté : elles sont congéniales ou acquises ; dans le premier cas, le cheval est né avec elles ; dans le second, elles résultent de maladies ou de mauvais traitements.

Les tares sont des traces d'usure, d'accidents ou d'opérations.

Les vices sont des défauts qui dépendent du moral ou de l'éducation.

Les tics sont des habitudes contractées par le cheval, et qui dépendent souvent, soit de l'éducation, soit d'une lésion des organes digestifs.

Par *bipède*, on désigne la réunion de deux membres; les bipèdes se distinguent en antérieurs, postérieurs, latéraux et diagonaux; ces derniers prennent toujours le nom du membre antérieur.

L'étude de l'extérieur n'apprend pas seulement qu'une région conformée de telle ou telle manière est belle ou défectueuse; mais elle pénètre dans les raisons de ces beautés ou défectuosités.

Division du cheval. Dans la description des différentes régions du corps, nous adopterons la division anatomique, tête, tronc et membres. (Pl. 4.)

La tête, située au sommet de l'encolure, doit être examinée dans son ensemble sous le rapport de sa conformation, de son expression et de sa direction; une tête bien conformée représente une pyramide quadrangulaire, dont la face antérieure est large, plane supérieurement; et légèrement arrondie sur le chanfrein; dont la face postérieure est concave, profonde, nette et sans la moindre tuméfaction; dont les faces latérales sont sèches et recouvertes d'une peau fine, qui laisse apparaître en relief et les saillies musculaires et les vaisseaux sous-cutanés. Des oreilles petites, droites, libres dans leurs mouvements, des yeux vifs,

brillants et placés à fleur de tête, des naseaux bien
ouverts, une bouche demi-fendue complétent, par l'expression de fierté et d'énergie qu'ils donnent à la tête,
ses caractères de beauté. La largeur et la grande étendue
de sa face antérieure, dénotent des cavités nasales spacieuses, et comme, dans un appareil d'organes, il existe
toujours un rapport intime entre chacun de ceux-ci,
des cavités nasales vastes et spacieuses annoncent conséquemment un très-grand développement dans les
autres organes respiratoires.

La tête doit être en harmonie avec les autres parties
du corps : deux têtes et demie donnent la hauteur du
cheval ; une tête trop longue ou trop volumineuse est
mal portée, elle surcharge l'avant-main et le cheval
est exposé à butter ; c'est donc un grand inconvénient
pour un cheval de selle ; mais pour le cheval de trait,
ce manque de proportion est beaucoup moins grave ;
une tête trop courte, défectueuse pour un cheval de trait,
offre peu d'inconvénient pour le cheval de selle.

Direction de la tête. Le cheval livré à lui-même
porte la tête obliquement, de manière qu'une ligne
tangente à sa face antérieure doit former avec l'horizon un angle de 45 degrés (Pl. 5, fig. 1). D'après
Bourgelat qui n'examinait le cheval que bridé et monté,
la tête n'est bien placée qu'autant que cette tangente
est parallèle à la verticale. On dit que le cheval porte
au vent, lorsque la ligne tangente AB se rapproche
du parallélisme avec la ligne de l'horizon. Cette
position, quoique favorable à la rapidité de la course,
offre de graves inconvénients pour le cheval de selle ;

l'appui du mors est déplacé, il n'a plus lieu que sur les commissures des lèvres ou sur la première molaire, parties peu ou point sensibles ; alors le cheval peut se rendre maître de son cavalier et prendre, comme on le dit vulgairement, le mors aux dents. Enfin le cheval est dit s'encapuchonner, lorsque l'extrémité inférieure de la tête se rapproche de l'encolure (Ligne **CD**) ; dans ce cas le cheval peut s'armer, c'est-à-dire, se soustraire à l'action du mors, en appuyant contre son poitrail les branches du mors sur lesquelles les rênes exercent leur traction.

La tête est dite bien attachée, lorsqu'il existe entre elle et l'encolure une dépression assez sensible qui favorise ses mouvements et rend le cheval plus maniable ; poussée à l'excès, cette disposition est défectueuse, la tête est détachée, alors l'animal bat à la main : quand la dépression manque tout à fait, la tête est dite plaquée, ses mouvements sont peu libres, et le cheval est difficile à conduire.

Variétés de têtes. Tête camuse, elle est caractérisée par une dépression sur le front au niveau des yeux, qui ne diminue pas sa largeur.

Tête de rhinocéros, elle offre sur le chanfrein une dépression transversale très-prononcée, qui est naturelle ou acquise : dans le premier cas ce n'est pas un défaut ; dans le second la respiration est ordinairement gênée ; cela dépend de l'action d'un caveçon dur et inconsidérément employé.

Tête conique. Cette tête a à peu près la forme d'un cône renversé ; l'extrémité inférieure est parfois tellement mince, qu'on exprime cette conformation en disant que le cheval peut boire dans un verre ; la tête conique est défectueuse, car elle s'accompagne toujours de l'étroitesse des cavités nasales.

Tête de lièvre. Étroitesse du front et du chanfrein, oreilles droites, placées à une très-petite distance l'une de l'autre.

Tête busquée. Courbure en avant de toute la face antérieure de la tête, étroitesse du front et des cavités nasales.

Tête de mouton. Front peu étendu, chanfrein étroit et courbé.

Tête de vielle. Longueur exagérée des os qui lui servent de base, émaciation des muscles, peau sèche, accolée aux os, ridée près des yeux qui sont petits, ternes et creux ; cette tête est excessivement défectueuse, car non-seulement elle déplaît à l'œil, mais elle annonce une faiblesse générale.

Tête empâtée. Les os et les muscles sont mal dessinés ; toutes ces parties sont confondues par un tissu cellulaire abondant et infiltré, cette tête se fait remarquer chez les chevaux lymphatiques.

Des subdivisions de la tête. La nuque (P. 4. fig. 1, n° 1), située au sommet de la tête, en arrière des oreilles, doit être légèrement arrondie et couverte d'une peau fine ; défectueuse quand elle est empâtée, la nuque est sans cesse salie par la poussière des fourrages ; elle est très-sujette à la gale ; on y remarque quelquefois des tumeurs plus ou moins grosses, qu'on appelle *testudo* ou mal de taupe.

Du toupet (n° 2). Il consiste dans un bouquet de crins qui se détache de la crinière entre les deux oreilles ; dans les races distinguées, le toupet est formé de poils fins et soyeux en petite quantité, mais parfois très-longs ; dans les races communes, ils sont gros et nombreux.

Du front (n° 3). Il occupe la partie antérieure et supérieure de la tête, il a pour base le frontal et le pariétal ; sa forme caractérise la tête carrée, camuse, busquée, etc. Le front peut offrir vers son milieu une réunion de poils blancs qui ont reçu différents noms ; il offre aussi quelquefois des traces de feu mis dans le cas de vertige ou de morve.

Du chanfrein (n° 4). Placé au-dessous du front, il s'étend jusqu'au bout du nez ; il a pour base les sunaseaux ; sa largeur et sa forme légèrement arrondie sont ses caractères de beauté. Il peut être étroit, bombé et offrir dans son milieu une dépression, comme dans la tête de rhinocéros ; cette région offre assez souvent des traces de feu.

Du bout du nez (n° 5). Situé entre les naseaux, au bas du chanfrein, il n'est important à examiner que sous le rapport des excoriations, des cicatrices qui existent à sa surface ; elles indiquent que le cheval a fait des chûtes fréquentes par suite de faiblesse ou d'accident ; l'application du tors-nez laisse aussi quelquefois des cicatrices circulaires.

Du menton (n° 6). Il existe en arrière de la lèvre inférieure, et constitue une éminence qui doit être arrondie et dure.

De la barbe (n° 7). Située entre l'auge et le menton, elle ne doit être ni trop creuse, ni trop saillante, ni indurée, ni excoriée : comme elle reçoit l'action du mors par la gourmette, elle n'en sentira pas l'effet, si elle est trop concave ; trop saillante, au contraire, elle se trouvera vivement impressionnée.

De l'auge (n° 8). Cavité située à la face postérieure de la tête, entre les deux ganaches. Pour être belle, elle doit être profonde, évidée, les ganglions à peine sensibles, la peau collée aux parties sous-jacentes sans la moindre tuméfaction. L'engorgement des ganglions de l'auge est un des symptômes de la morve et des gourmes. L'étroitesse de cette cavité est défectueuse.

Des ganaches (n° 9). Elles ont pour base les branches arrondies du maxillaire ; leur beauté dépend de leur grand écartement et de leur sécheresse ; les ganaches bien écartées logent convenablement la gorge et favorisent de la sorte la respiration ; les ganaches étroites limitent les mouvements de la tête.

De la gorge (n° 10). Située dans l'écartement des branches du maxillaire, la gorge doit être aussi développée que possible ; c'est cette région que l'on comprime pour provoquer la toux, afin de s'assurer de l'état des organes respiratoires.

Des parotides (n° 11). Placées entre la tête et l'encolure, les parotides ont pour base les glandes salivaires du même nom ; leur beauté réside dans une dépression assez sensible , mais pas trop marquée, entre la tête et l'encolure : elles sont quelquefois le siége de cicatrices résultant de l'application du feu.

Des oreilles (n° 12). Situées au sommet de la tête, les oreilles sont, avec les yeux, les parties qui donnent à la physionomie du cheval le plus de jeu, le plus de mobilité. Pour être belles, elles doivent être droites, petites, peu distantes l'une de l'autre, hardies, libres dans leurs mouvements, et recouvertes d'une peau fine presque transparente. Des oreilles grosses et épaisses placées horizontalement constituent le cheval oreillard ; si elles sont pendantes et longues, et qu'elles battent, pendant la marche, sur les parties latérales de la tête, le cheval est clabaud et a des oreilles de cochon. Les mouvements des oreilles doivent aussi être examinés ; ils donnent des indices certains sur leur caractère et sur différents défauts : un cheval méchant qui se prépare à se défendre ou à attaquer, couche ses oreilles en arrière ; ceux qui sont peureux les portent, au contraire, en avant ; enfin les animaux dont la vue est faible ou altérée, leur font exécuter des mouvements irréguliers en tous sens ; ils cherchent à suppléer par le sens de l'ouïe au mauvais état de la vue.

Des tempes (n° 13). Situées sur les parties latérales de la tête, les tempes ont pour base l'articulation du temporal avec le maxillaire ; elles sont belles quand elles sont bien apparentes, ce qui indique le grand développement de l'articulation et la sécheresse de la tête.

Des salières (n° 14). Elles consistent dans des cavités placées au-dessus des yeux, et dont la beauté réside dans une légère excavation. Cette région trop remplie constitue l'œil gras, caractère des chevaux lymphatiques.

Des yeux (n° 15). Ces organes demandent une sérieuse attention, car de leur bonne conformation dépend le bon état de la vue qui doit toujours être parfaite dans le cheval ; la plus petite altération a souvent de graves conséquences, et le cheval perd beaucoup de sa valeur.

L'expression des yeux est utile à consulter ; elle révèle, pour ainsi dire, les passions de l'animal ; des yeux placés à fleur de tête, bien ouverts, brillants et vifs décèlent l'énergie et le courage ; des yeux, au contraire, creux et petits, ternes et abattus se font remarquer sur le cheval mou, usé ou malade.

Composition de l'œil. Les parties qui entrent dans la composition de l'œil sont accessoires ou essentielles ; les parties accessoires sont les paupières, la conjonctive et la glande lacrymale.

Les paupières constituent deux prolongements de la peau tendus au-devant de l'œil pour le protéger de l'action trop vive de la lumière et des corps qui sont en suspension dans l'air. De l'écartement des paupières résulte la grandeur ou la petitesse de l'œil ; lorsqu'il est trop limité, on dit que le cheval a des yeux de cochon. Le bord de ces prolongements est garni d'une rangée de longs poils appelés cils, dirigés en dehors, qui forment aussi un voile de protection ; quelquefois ces cils ont une direction opposée et viennent irriter la conjonctive, d'où résulte son inflammation. A l'angle externe de l'œil, il existe une troisième paupière, appelée corps clignotant, qui a pour usage de venir essuyer la partie antérieure du globe de l'œil.

La conjonctive est une membrane muqueuse qui tapisse l'intérieur des paupières et la partie antérieure de l'œil; elle doit avoir une couleur rosée en dedans des paupières, et être tout-à-fait transparente sur la cornée lucide; elle est continuellement humectée par les larmes sécrétées par la glande lacrymale. Un œil malade a sa conjonctive tuméfiée et d'un rouge plus ou moins foncé; les larmes sont alors trop abondantes pour passer par les conduits lacrymaux, elles s'épanchent en dehors de l'œil sur le chanfrein.

Les parties essentielles de l'œil (P. 5. fig. 2) sont de l'extérieur à l'intérieur : la sclérotique (fig. 2, n° 1), membrane fibreuse, blanche, très-résistante, qui constitue le blanc de l'œil; la cornée lucide (fig. 2, n° 2), communément appelée le voyant de l'œil, complète antérieurement le globe de l'œil. La choroïde (fig. 2, n° 3), membrane noire, tapisse la face interne de la sclérotique, et c'est sur elle que viennent se peindre les objets. L'iris (fig. 2, n° 4) est une cloison membraneuse érectile qui sépare les deux chambres de l'œil et qui offre dans son centre une ouverture elliptique appelée pupille, à travers laquelle seulement pénétrent les rayons lumineux. La rétine (fig. 2, n° 5) est l'épanouissement du nerf optique; celui-ci, après avoir traversé la sclérotique, s'épanouit sur la face postérieure du corps vitré.

Les humeurs de l'œil sont : l'humeur aqueuse (fig. 2, n° 6), qui remplit les deux chambres de l'œil ; le cristallin (fig. 2, n° 7), espèce de lentille transparente logée dans une excavation antérieure du corps vitré. Le corps vitré (fig. 2, n° 8) constitue une masse liquide ayant la consistance du blanc d'œuf et enveloppée dans la membrane hyaloïde qui la sécrète.

Phénomènes de la vision.

L'œil dans son ensemble peut être comparé à une chambre noire dont la lentille biconvexe achromatique serait représentée par les humeurs aqueuses, le cristallin et le corps vitré. La théorie de la vision repose donc sur les lois de la réfraction de la lumière et du pouvoir des lentilles.

Ainsi lorsqu'un point lumineux est placé devant l'œil sur l'axe du cristallin, une partie du faisceau lumineux qu'il envoie, tombe sur la sclérotique et est réfléchi ; une autre partie plus centrale traverse, en se réfractant, la cornée lucide et la chambre antérieure de l'œil, vient éclairer la membrane de l'iris, et est réfléchie ; enfin la partie tout-à-fait centrale passe par l'ouverture pupillaire et se trouve réfractée en traversant le cristallin, l'humeur vitrée, comme elle le serait à travers une lentille biconvexe ; alors ce faisceau lumineux devenu convergent doit former sur la choroïde A (fig. 2) une image du point lumineux dont il est émané ; il est également évident qu'un autre point lumineux B (fig. 2) fera une image pareille en A″ et qu'ainsi on aura au fond de l'œil une petite image A A″ de l'objet B B″, mais cette image sera renversée.

Défauts de l'œil. **L'albugo** est une opacité complète de la cornée lucide avec épaississement de la conjonctive.

La taie est une tache ou opacité plus ou moins circonscrite de la cornée transparente, très-grave quand elle se trouve vis-à-vis l'ouverture pupillaire.

Le nuage est un défaut léger dans la transparence de la cornée lucide.

La cataracte consiste dans une opacité complète du cristallin, qui entraîne toujours l'anéantissement de la vue. Tous ces défauts sont graves, ils apportent constamment un obstacle plus ou moins complet à l'exécution de la vision.

Dans l'examen des yeux, on doit s'assurer de la parfaite égalité de volume et de l'absence de toutes traces de maladie. Dans les ophthalmies simples et périodiques, il y a souvent trouble des humeurs aqueuses; dans les dernières, les parties transparentes ont une teinte feuille morte désignée sous le nom de *glaucôme :* quelquefois au fond de la chambre antérieure, on remarque une masse opaque, blanche, verdâtre, appelée hypopion.

Des joues (n° 16). Elles occupent la plus grande étendue des faces latérales de la tête ; pour être belles, elles doivent être sèches et recouvertes d'une peau fine qui laisse voir distinctement et les saillies musculaires et les vaisseaux sous-cutanés. Dans quelques circonstances, les joues offrent une surface très-arrondie due à l'accumulation d'aliments entre les deux molaires et la muqueuse de la bouche ; c'est ce qui a fait dire que le cheval faisait grenier ou magasin ; ce défaut est grave, il indique ou une carie des dents, ou un défaut d'énergie dans les muscles.

Du corps proprement dit.

De l'encolure (n° 17). L'encolure, ou le cou, est cette région qui a pour base les vertèbres cervicales et la masse musculaire qui entoure ces os. Il est très-difficile de déterminer d'une manière absolue quelle est la belle conformation de l'encolure, car sur des chevaux identiquement beaux, cette région varie toujours de forme ; cependant une encolure sera belle toutes les fois qu'elle portera bien la tête, que ses puissances musculaires et ses vaisseaux cutanés apparaîtront en relief sous une peau fine, que la gouttière de la jugulaire sera assez prononcée sans être trop marquée, qu'enfin elle sera bien sortie du poitrail, c'est-à-dire que la ligne de démarcation qui la sépare de l'épaule ne sera pas trop prononcée.

Variétés d'encolure. L'encolure rouée est celle dont le bord supérieur décrit une courbe dans toute son étendue : cette conformation qui se fait remarquer chez les chevaux turcs et persans, etc., est très-favorable pour la position perpendiculaire de la tête ; aussi doit-on la rechercher pour les chevaux de manége.

L'encolure de cygne est celle qui, dans ses contours, décrit à peu près les flexuosités du cou de cygne ; elle est très-gracieuse et caractérise les chevaux andalous.

L'encolure renversée, qui appartient au cheval arabe, a son bord supérieur concave et son bord inférieur convexe.

L'encolure droite ou pyramidale est celle dont les bords s'étendent en ligne droite, en se rapprochant, du côté de la tête ; telle est celle des chevaux anglais et normands.

Devront être considérées comme défectueuses les encolures grêles, décharnées, celles dont le bord supérieur est tellement chargé de matière graisseuse qu'il penche d'un côté, celles qui sont comme fichées dans le poitrail.

Le bord supérieur de l'encolure est chargé de longs crins qui pendent d'un seul côté, ou bien se partagent des deux côtés ; on dit alors que la crinière est double.

En avant de la région du garrot, au bord supérieur de l'encolure, il existe quelquefois une dépression que l'on nomme coup de hache.

L'encolure peut être tarée ou offrir supérieurement des cicatrices de sétons, et dans la gouttière de l'encolure des plaies déterminées à la suite de trumbus.

Du garrot (n° 18). Le garrot, compris entre l'encolure et le dos, au-dessus des épaules, a pour base les sept premières vertèbres dorsales et les muscles qui s'y insèrent. Pour être beau, le garrot doit être aussi élevé que possible ; car avec cette conformation, les puissances musculaires s'implantent plus perpendi-

culairement sur leur bras de levier, l'encolure, et ont,
dans leur contraction, plus de force ; celles qui vont
s'insérer· à l'épaule ont plus de longueur et jouissent
d'une étendue de contraction plus grande, les mouvements de l'épaule sont plus libres et plus étendus : cette grande élévation du garrot est doublement
avantageuse pour les chevaux de selle ; elle s'oppose à
ce que la selle se porte en avant, ce qui est un très-
grand inconvénient, car le devant étant ainsi surchargé,
le cheval butte fréquemment et peut même tomber.
Cette région, en outre, sera sèche et évidée.

Le garrot empâté et bas est défectueux, surtout pour
le cheval de selle ; il est blessé facilement par la selle,
qui n'est pas maintenue d'une manière assez fixe sur
le dos; pour le cheval de trait, l'inconvénient est moins
grand.

Les tares du garrot sont des cicatrices ou des tumeurs plus ou moins développées, qu'on nomme maux
de garrot, et qui existent au sommet ou sur les côtés.

Du dos (n° 19). Situé entre le garrot et les reins,
le dos a pour base les onze dernières vertèbres
dorsales et les muscles ilio-spinaux; bien conformé,
il s'incurve légèrement en sortant du garrot, puis se
continue en ligne droite jusqu'aux reins, il est arrondi
sur les côtés. Quand au lieu de suivre une ligne horizontale, il décrit une courbe dont la convexité est en
bas, le cheval est dit ensellé: cette conformation est
ordinairement plus gracieuse, mais elle n'offre pas autant de solidité, et les chevaux s'usent plus facilement;
en effet, les vertèbres qui devraient toutes participer à

la pression exercée sur l'une d'entre elles, se trouvent, au centre, tiraillées dans leurs moyens d'union. Cependant, comme avec cette disposition du dos, le cheval a des réactions très-douces, il convient beaucoup pour un service léger de manége.

Le dos de mulet est celui qui est disposé en voûte; il offre une très-grande solidité, mais il rend les réactions toujours très-dures; aussi les chevaux qui présentent une telle disposition sont-ils aptes à porter le bât, et ne conviennent pas pour être employés à la selle. **Le dos de carpe** est une exagération de cette conformation.

Le dos peut facilement être blessé par la selle, et présenter des cicatrices ou des taches blanches, signes certains que cette région a déjà été blessée.

Des reins (n° 20). Situés en arrière du dos et en avant de la croupe, les reins ont pour base les vertèbres lombaires et les muscles ilio-spinaux. Leurs conditions de beauté sont leur brièveté et leur largeur; avec cette conformation, les reins sont suffisamment forts et solides pour transmettre au devant, sans aucune perte, l'impulsion produite par la détente des membres postérieurs; trop longs, au contraire, ils sont trop flexibles, et une partie des mouvements, dont ils sont les agents de transmission, se perd dans le jeu des articulations; comme le dos, ils peuvent être ensellés ou disposés en voûte et offrir les mêmes considérations. Dans les chevaux de trait, assez souvent les reins se trouvent divisés par une dépression médiane, produite par une saillie que font de chaque côté les masses musculaires; on dit alors qu'ils sont doubles.

Les reins sont quelquefois tarés ; on y remarque des traces de feu appliqué dans les efforts de cette région, ou des cicatrices provenant de blessures faites par la selle, qu'on appelle maux de rognon.

Dans un état parfait de santé, la région des reins est souple à la pression des doigts ; son inflexibilité est toujours un signe de maladie.

De la croupe (n° 21). Cette région fait suite aux reins ; elle a pour base l'épine du sacrum, les angles de l'ilium et les muscles qui recouvrent ces os. La croupe droite et horizontale est belle, parce que cette conformation indique l'énergie et la grande étendue de contraction des muscles, et qu'elle se fait remarquer sur les chevaux de races distinguées ; la croupe oblique est dite avalée ; celle qui offre à la naissance de la queue une dépression très-sensible, constitue la croupe en cul de poule.

La croupe peut être aussi double, tranchante ou de mulet, et très-large, mots qui s'expliquent d'eux-mêmes ; seulement, la trop grande largeur de la croupe entraîne avec elle un défaut très-grand pour le cheval de selle, les animaux se bercent du derrière en marchant.

De la queue (n° 22). Elle termine d'une manière avantageuse le tronc, et forme un prolongement très-beau et très-utile aux chevaux qui s'en servent pour se débarrasser des mouches ; sa position est surtout importante à étudier ; une queue placée horizontale-ment, dans l'exercice, et s'incurvant légèrement à sa partie postérieure, est un caractère de race, et un indice certain d'énergie. On a parfaitement compris, dans le commerce, l'avantage de cette position, car on a cherché à donner à la queue mal attachée des chevaux communs et mous, cette position horizontale, en faisant l'extraction des muscles coccygiens inférieurs, de manière à laisser aux muscles éleveurs de la queue, toute leur force et toute leur puissance; cette opération constitue la queue niquetée.

Le cheval est dit à tous crins, quand le tronçon et les crins sont intacts; il est écourté lorsque plusieurs nœuds de la queue ont été coupés.

La queue en balai a ses crins de longueur inégale, formant une touffe effilée comme celle des brins de balai.

La queue en éventail ou de paon a tous ses crins, mais coupés à la même hauteur, au niveau de la châtaigne.

La queue en catogan a son tronçon très-court et offre seulement, sur ses côtés, une mèche de crins; les crins du centre ont été coupés au niveau du tronçon.

La queue de rat est remarquable en ce qu'elle n'offre que quelques crins clair-semés à travers lesquels on aperçoit facilement la peau.

Les tares sont la gale et les plaies causées par la croupière.

Du poitrail (n° 23). Situé en bas de l'encolure, entre les deux membres antérieurs, le poitrail a pour base les muscles pectoraux; il est toujours en rapport direct avec la capacité des cavités nasales et le développement des organes respiratoires; le poitrail étroit est donc défectueux, puisqu'il est l'expression extérieure de l'étroitesse de la poitrine ; dans les chevaux anglais, cette conformation fait exception, car chez eux les dimensions en hauteur compensent largement l'étroitesse de la poitrine. L'excès de largeur de cette région est défectueuse pour le cheval de selle, le devant se trouve trop surchargé et les allures sont moins vites.

L'ars (n° 24) est ce pli de la peau, situé entre le poitrail et la face interne de l'avant-bras, à la suite de frottements dans la marche ; chez les animaux gras, cette partie peut être blessée et devenir douloureuse, ce que l'on exprime en disant que le cheval se fraie aux ars. L'inter-ars est l'espace compris entre les deux ars.

Le passage des sangles (n° 25) est cette région où viennent passer les sangles de la selle ; situé, par conséquent, en arrière des coudes et en avant du ventre, il ne mérite d'être examiné que sous le rapport des tumeurs dont il est le siége, et qui sont produites par le frottement des sangles. Ces tumeurs, bien que peu graves, mettent le cheval hors de service pendant quelque temps.

Des côtes (n° 26). Les côtes ont pour base les os de ce nom ; pour être belles, elles doivent être arrondies ; plates, elles sont défectueuses, surtout si l'étroitesse de la poitrine, qui en est la conséquence, n'est pas compensée par une grande hauteur.

Les tares de cette région sont toujours graves : ce sont des traces de sétons, ou des cicatrices de vésicatoires employés toujours contre des maladies qui laissent souvent après elles des lésions incurables.

Des flancs (n° 27). Cette région est l'espace compris au bas des reins, entre la dernière côte et les hanches ; elle n'a pour base que des parties musculaires. Comme sa longueur est en rapport direct avec celle des reins, plus elle sera courte, plus elle sera belle : mais c'est surtout dans ses mouvements qu'elle mérite d'être examinée avec attention. Les flancs jouissent de deux mouvements, l'un d'élévation, l'autre d'abaissement, qui correspondent à l'inspiration et à l'expiration ; dans l'état de santé, les mouvements sont réguliers, c'est-à-dire qu'ils se succèdent à temps égaux ; seulement, après quatre ou cinq inspirations, il en survient une ordinairement plus profonde et plus prolongée ; mais dans certaines maladies de poitrine, ces mouvements sont modifiés. Ainsi on remarque, dans l'abaissement du flanc, une particularité qu'il faut savoir distinguer ; ce mouvement, qui doit s'exécuter d'une manière continue, se fait en deux temps ; il y a au milieu de son exécution un moment d'arrêt, que l'on nomme coup de fouet, ou soubresaut, caractère essentiel de la pousse.

On appelle corde du flanc, une légère saillie musculaire qui s'étend de l'angle de la hanche à la partie inférieure du cercle cartilagineux. Dans les chevaux malades ou fatigués, cette saillie est très-prononcée et le flanc est dit cordé.

Du ventre (n° 28). Situé à la partie inférieure du corps, le ventre est borné en avant par le passage

des sangles, en haut par les côtes et en arrière
par les flancs et les organes génitaux ; il a pour
base des parties musculaires et un ligament fibreux
jaune (tunique abdominale). Bien conformé, il est
légèrement arrondi : lorsqu'il est descendu et très-volu-
mineux, on dit qu'il est avalé ou de vache ; c'est un
grand défaut pour un cheval de selle. Le ventre peut
aussi être trop étroit et comme remonté vers les reins ;
on exprime cette disposition en disant qu'il est levretté,
retroussé, ou que le cheval est étroit de boyaux ; ce
défaut indique que l'animal se nourrit mal, et que chez
lui la digestion se fait incomplètement.

L'anus (n° 29), est l'ouverture postérieure du conduit digestif ; pour être bien conformé, il doit former
une saillie circulaire hermétiquement fermée : dans les
chevaux affaiblis par de longues maladies, il est affaissé
et creux ; dans les chevaux, dits vidarts, il est toujours
béant.

Du périnée (n° 30). Il comprend l'espace qui
existe entre l'anus et les testicules dans le cheval,
et entre l'anus et la vulve dans la jument ; il est
recouvert d'une peau fine et dépourvue de poils. Le
raphé est une espèce de couture située au milieu du
périnée.

Les testicules (n° 31). Les testicules sont placés
entre les deux cuisses et enveloppés par une peau
fine appelée scrotum. Tous les chevaux de troupe
étant châtrés, ces organes sont peu importants à
examiner.

Le Fourreau (Pl. 11 , fig. 1re ,), est placé en avant des testicules ; c'est une enveloppe qui sert à loger le membre génital ; il est bien essentiel de s'assurer qu'il est assez large pour permettre une libre sortie au pénis , car il peut arriver que cet organe soit assez gêné dans son intérieur pour ne pouvoir assez se déplacer et conduire l'urine au dehors ; le cheval alors pisse dans son fourreau , inconvénient très-grand et qui donne lieu quelquefois à des plaies ulcéreuses.

La Vulve et les Mamelles, dans la jument, ne sont d'aucune importance pour ce cours.

Des Membres.

Considérations générales sur les membres. Les membres sont des colonnes osseuses qui supportent le tronc et servent à la progression ; on les divise en antérieurs et en postérieurs ; ils présentent entre eux , tant sous le rapport de leur mode d'union au corps , que dans la disposition de leurs rayons , des différences qu'il est important de connaître et d'apprécier.

Les membres antérieurs , plus particulièrement destinés à former des colonnes de sustentation au tronc, devaient présenter les conditions les plus favorables pour mettre le corps à l'abri des chocs du terrain ; en effet , placés plus immédiatement sous le centre de gravité , ils ont à supporter la plus grande partie du poids du corps ; aussi voyons-nous tous les rayons osseux qui les composent, disposés de manière à offrir l'élasticité et la solidité nécessaires pour qu'ils puissent convenablement remplir ce but.

Les deux omoplates qui s'appuient par leur cartilage de prolongement sur les apophyses du garrot, comme sur une véritable clef de voûte, sont simplement juxta-posés sur le thorax auquel ils sont principalement fixés par une large expansion musculeuse qui remplit les fonctions d'une soupente élastique. L'omoplate, en outre, dirigée de haut en bas et d'arrière en avant, forme de chaque côté, avec l'humérus, un angle qui permet à ces deux os de se rapprocher au moment où, dans la progression, le poids du corps retombe entre les deux épaules; cette disposition des premières pièces osseuses des membres antérieurs peut être comparée à un ressort élastique qui céderait sous une pression et qui revien-drait à sa première position, quand cette pression au-rait cessé. Depuis l'humérus, le poids du corps est transmis verticalement par le cubitus, les os carpiens et métacarpiens, jusqu'au boulet, où la colonne osseuse se trouve brisée, pour former un angle, plus ou moins prononcé, dans lequel les effets réactifs sont encore amortis. Enfin, le sabot jouit aussi, comme nous le verrons plus tard, d'une certaine élasticité très-appréciable.

Dans la progression, les membres antérieurs enta-ment seulement le terrain.

Les membres postérieurs, destinés à donner à la machine son impulsion progressive, bien que réunissant quelques conditions d'élasticité dans la disposition an-guleuse de ses rayons, devaient avoir, avec le corps, des connexions plus intimes et plus solides.

Le Coxal, premier rayon osseux, n'est pas justa-
posé sur le tronc, mais il y est entièrement soudé ; il
en forme partie intrinsèque, de sorte que les mouvements produits par la détente des membres, sont
communiqués sans aucune perte à la colonne vertébrale.

Membres antérieurs.

De l'Épaule. (Pl. 4, fig. 1, n° 33). En extérieur, l'é-
paule a pour base l'omoplate et l'humérus ; elle doit
être examinée sous le rapport de sa conformation, de
sa longueur, de son obliquité, de ses mouvements et
de ses tares.

Une épaule bien conformée sera légèrement arrondie ; ses muscles, apparents près de l'encolure et con-
fondus en arrière avec ceux des côtes, offriront une
saillie de séparation très-marquée d'avec l'avant-bras ;
les vaisseaux sous-cutanés seront bien dessinés sous une
peau fine. Des épaules trop rondes et trop chargées
de muscles, sont défectueuses chez les chevaux de selle
et chez les chevaux de trait qui doivent courir, parce
qu'elles surchargent le devant ; chez les chevaux de
gros trait, au contraire, elles sont très-belles, les animaux devant vaincre les résistances qu'on leur oppose
par l'action combinée de leur contraction musculaire et
de leur masse. Les épaules grêles, émaciées, sont
toujours défectueuses.

Dans les chevaux de selle, les épaules longues et
obliques sont à rechercher ; car de leur longueur dépend

l'étendue de contraction des muscles, et de leur obliquité résulte la force des puissances musculaires, qui s'insèrent plus perpendiculairement sur leur bras de levier.

Les mouvements des épaules doivent êtres libres, faciles et étendus ; lorsqu'ils sont bornés ou embarrassés, on dit que les épaules sont chevillées ; celles-ci se font remarquer surtout avec une poitrine étroite et des côtes plates.

Les épaules sont froides quand elles sont peu mobiles et gênées au sortir de l'écurie ; mais ce défaut disparaît toujours dans l'exercice. Les chevaux anglais offrent souvent cette gêne dans le jeu de leurs épaules après un repos un peu prolongé.

Les tares de cette région sont des traces de sétons, de feu, ou des cicatrices résultant d'opérations faites sur l'articulation de l'épaule ; elles indiquent que le cheval a été traité pour une entorse d'épaule, ou pour une émaciation des muscles, maladies difficiles à guérir entièrement.

Du Coude (n° 34). Situé à la partie supérieure et postérieure de l'avant-bras, il a pour base l'olécrane, et n'est important à étudier que sous le rapport de sa direction : il doit être placé parallèlement à l'axe du corps ; trop rentré vers les côtes, il se remarque chez les chevaux panards ; lorsqu'il est en dehors, il y a déviation contraire du restant du membre, le cheval est cagneux.

Il se développe assez souvent au sommet de l'olécrane, une tumeur qu'on appelle éponge et qui est produite

par l'appui de l'éponge interne du fer du même membre,
lorsque le cheval se couche en vache ; c'est une tare dont
on doit tenir compte, en ce que la cause est très-difficile à faire cesser.

De l'Avant-bras (n° 35). Il forme la première région
extérieure du corps détachée du tronc, et a pour base
le radius et les muscles éxtenseurs et fléchisseurs du
canon et du pied ; sa forme représente à peu près une
pyramide renversée. Pour être bien conformé, l'avant-
bras doit être aussi large que possible, ses saillies musculaires bien développées, les interstices, qui séparent
les muscles, très-profonds, et les vaisseaux sous-cutanés
très-apparents. L'avant-bras grêle est toujours défectueux.

La longueur de cette région, qui est dans un rapport
inverse avec celle du canon, mérite d'être examinée
dans un cheval de selle. Les chevaux destinés à des
courses rapides, ont les avant-bras très-longs et le canon
court ; les chevaux de manége, au contraire, ont le
canon long et l'avant-bras court ; dispositions qui favorisent chez les premiers la rapidité des allures, et chez
les seconds, le tride des mouvements.

La Châtaigne est un produit corné, situé à la face
interne de l'avant-bras, peu développé chez les chevaux fins, très-abondant au contraire chez les chevaux
communs.

Du Genou (n° 36). Placé entre l'avant-bras et le
canon, le genou a pour base les os carpiens et les
parties tendineuses qui recouvrent leurs faces ; comme
toutes les articulations, il doit être aussi large et aussi

épais que possible, car plus les surfaces articulaires sont larges, plus les mouvements sont étendus, plus les éminences osseuses sont développées, mieux est détruit le parallélisme qui tend à s'établir entre les puissances musculaires et leurs bras de levier; un genou étroit et arrondi est toujours défectueux, il est dit genou de veau. Lorsqu'au lieu d'avoir la direction de l'avant-bras et du canon, il est porté en avant, le cheval est brassicourt ou arqué; dans le premier cas, cette fausse direction est naturelle et disparaît ordinairement dans l'exercice; dans le cheval arqué, au contraire, le genou a pris cette direction par suite d'usure, la défectuosité est beaucoup plus grave. Le genou creux est celui qui est effacé ou porté en arrière. Enfin, on désigne par genou de bœuf, celui qui fait saillie en dedans.

Le genou est le siége de plusieurs tares : ce sont des tumeurs molles, de la nature des vessigons, placées, ou à la partie antérieure ou sur le côté interne ; des tumeurs osseuses, appelées osselets, existant principalement à la face postérieure. Enfin, des plaies ou des cicatrices antérieures indiquant que le cheval a fait des chûtes déterminées, soit par accident, soit par faiblesse des membres antérieurs ; les vessigons et les osselets occasionnent assez souvent des boiteries.

Au pli du genou, il existe quelquefois des crevasses ou plaies transversales appelées malandres.

Du Canon (n° 57). Il a pour base trois os : le canon et les deux péronés, les tendons extenseurs et fléchisseurs du pied. Ses caractères de beauté sont sa sécheresse et sa grande largeur; les tendons sont bien développés et tout-à-fait détachés de l'os ; lorsqu'ils sont, pour ainsi dire, accolés au canon, qui alors est arrondi, le cheval a un canon de veau.

Les tendons sont dits faillis, lorsqu'ils présentent supérieurement et près du genou, une dépression très-marquée.

Les tares du canon sont des tumeurs osseuses qui occupent les parties latérales et postérieures, on les nomme suros ; ceux-ci sont dits simples, quand ils existent d'un seul côté, et chevillés, quand ils se font remarquer des deux côtés ; ils sont d'autant plus graves qu'ils se prolongent plus en arrière. La réunion de plusieurs suros simples se nomme fusée.

Les tumeurs molles du canon existent au-dessus du boulet et de chaque côté du tendon ; on les désigne sous le nom de mollettes qui peuvent être simples ou chevillées, comme les suros ; elles n'offrent assez souvent que peu de gravité, mais quelquefois elles donnent lieu, comme eux, à des claudications difficiles à guérir.

Le nerf ferure, ou tendon feru, est une tumeur qui se voit sur la région du tendon à la suite de coups ou de heurts ; c'est un accident grave qui presque toujours fait boiter le cheval.

Du Boulet (n° 58). Situé à l'extrémité inférieure du canon, il surmonte le paturon et a pour base l'articulation formée par ces deux os, ainsi que par les sésamoïdes : il doit être large et épais ; l'obliquité du paturon doit être telle, que celui-ci·forme, avec l'horizon, un angle de 45 degrés. Lorsque la ligne tangente au boulet se rapproche de la perpendiculaire, les animaux sont dits piqués, ou droits sur leurs boulets; de là des réactions très-dures et une usure plus prompte; lorsque cette conformation est plus prononcée, on les appelle boutés, puis bouletés. Si la ligne tangente au boulet se rapproche de l'horizon, le cheval est long-jointé et bas-jointé; dans ce cas, les mouvements ont plus de liant, les réactions sont plus douces; mais aussi les tendons, sans cesse tiraillés, se fatiguent et s'usent promptement.

Le boulet empâté est celui qui est recouvert d'une peau épaisse, et le tissu cellulaire sous-cutané très-infiltré; c'est toujours l'indice d'un tempérament mou. Le boulet cerclé est entouré de tumeurs, ou molles, ou osseuses (osselets), etc.; indices d'usure complète. Les autres tares du boulet sont des cicatrices ou des plaies existant au côté interne quand le cheval se coupe, ou s'entretaille.

Le Fanon est un bouquet de crins, placé à la partie postérieure du boulet et au milieu duquel on voit une production cornée, appelée ergot.

Du Paturon (fig. 39). Il a pour base le 1er pha-langien et doit être sec; sa longueur et sa position plus ou moins oblique, constituent les caractères du cheval long-jointé, bas-jointé et court-jointé. Sa face pos-térieure, ou pli du paturon, est très-souvent le siége de plaies transversales, appelées crevasses, qu'il ne faut pas confondre avec d'autres plaies produites par la longe et qu'on appelle enchevêtrures; celles-ci sont acci-dentelles et plus faciles à guérir.

De la Couronne (fig. 40). Cette région qui a pour base le 2e phalangien, ne mérite d'être étudiée que sous le rapport des tares dont elle est le siége : ce sont des tumeurs osseuses appelées formes, des plaies ou eaux aux jambes désignées sous le nom de peigne, crapaudine, mal d'âne.

Membres postérieurs.

Des Hanches (fig. 41). Elles ont pour base les iliums, leur beauté dépend du développement musculaire ; les angles qu'elles forment doivent être peu saillants ; lorsqu'ils sont trop hauts et trop tranchants, les chevaux sont dits cornus, conformation qui se rencontre quelquefois chez des chevaux de races distinguées, les anglais, par exemple. A la suite de coups, un des angles des hanches a pu être fracturé ; la hanche du même côté paraissant plus basse, les chevaux sont dits épointés ou éhanchés.

On peut remarquer aussi des traces de feu appliqué sur l'articulation coxo-fémorale, dans le cas d'entorse de cette articulation.

Des Fesses (n° 42). Situées en arrière de la cuisse et au dessous de la croupe, les fesses ont pour base les ischions et les muscles fessiers ; pour être belles, elles doivent présenter un grand développement musculaire et avoir une direction verticale, chez les chevaux de selle surtout ; sur les animaux maigres affaiblis par de longues maladies, on voit entre les muscles fessiers une dépression très-prononcée, qu'on nomme raie de misère.

Des Cuisses (n° 45). Bornées en haut par les hanches, postérieurement par les fesses, en avant par le grasset, en bas par la jambe, elles ont pour base le fémur et les muscles qui entourent cet os ; leur face externe doit être bien musclée ; la face interne constitue le plat de la cuisse sur lequel rampe la veine saphéne. Dans le cheval de trait, le volume des cuisses est à rechercher : autrefois, pour exprimer le plus ou le moins de développement de ces parties, on disait que les chevaux étaient bien ou mal gigotés ; il vaudrait mieux dire que les cuisses sont bien ou mal fournies ou musclées ; de même encore on exprimait l'excès de volume de cette région en disant que le cheval était chargé de cuisine.

Le Grasset (n° 44) a pour base la rotule ; sa beauté réside dans sa direction : comme le coude, il indique la bonne ou mauvaise position du membre ; tourné en dehors chez le cheval panard, il est dirigé en dedans chez celui qui est cagneux. Cette région peut être tarée par des traces de feu mis dans le cas de luxation de la rotule.

La Jambe (n° 45) a pour base le tibia ; elle doit être large, sèche et musculeuse supérieurement ; la corde tendineuse qui s'insère au sommet du calcanéum, doit être détachée et très éloignée du centre de l'articulation. La longueur de la jambe varie suivant le service auquel on destine l'animal ; cette région, courte chez les chevaux de manége, est longue au contraire chez ceux destinés à courir.

Des Jarrets (n° 46). Placés entre la jambe et le canon, les jarrets ont pour base les os du tarse et les parties tendineuses qui recouvrent les os. L'articulation du jarret étant le centre de tous les mouvements progressifs, doit, par l'importance de ses fonctions, réunir toutes les conditions de beauté; la moindre tare peut rendre le cheval impropre à son service. Pour être bien conformé, le jarret sera large et épais, ses faces seront sèches, et recouvertes d'une peau fine qui laissera apparaître en relief les éminences osseuses, et son vide sera bien profond: les jarrets petits et étroits sont toujours défectueux. L'angle du jarret est fermé dans les jarrets coudés et propres aux chevaux de manége; il est ouvert au contraire dans les jarrets droits, propres aux animaux de course. Les jarrets coudés et larges sont à rechercher pour les chevaux de trait.

Lorsque les jarrets se touchent par leur pointe, les animaux sont dits jarretés ou crochus.

L'écartement et le rapprochement trop grand des jarrets constituent les caractéres des chevaux ouverts ou serrés du derriére.

Les tares du jarret sont nombreuses et demandent à être bien connues et bien appréciées; ce sont des tumeurs molles, osseuses et des plaies.

Le Vessigon (n° 47), proprement dit, est une tumeur molle due à la distension d'une synoviale articulaire qui existe dans le vide du jarret: on le nomme simple quand il existe d'un seul côté, chevillé, quand il fait saillie des deux côtés. Les vessigons sont d'autant plus graves qu'ils ont acquis un plus grand développement et qu'ils sont plus anciens; dans le principe, lorsqu'ils sont peu saillants, ils déprécient peu le cheval.

A la face antérieure et du côté interne on remarque aussi quelquefois une tumeur molle (*Vessigon*), qui souvent gêne le jeu de l'articulation et détermine la boiterie du membre.

On désigne sous le nom de varice, une dilatation de la veine saphène à son passage à la face interne du jarret ; cette tare assez rare, mais très-grave, peut être confondue avec le vessigon de la face interne du jarret ; il est un moyen facile de distinguer ces deux tumeurs l'une de l'autre : en établissant une pression avec la main sur la varice, on fait refluer le sang en haut et en bas dans la veine, et la tumeur disparaît tant que dure la pression ; mais pour le vessigon, la synovie comprimée vient boursoufler sur les côtés de la main.

Le capelet (n° 48), ou passe-campane, est une tumeur molle, indolente et pâteuse qui a son siége à la pointe du jarret ; dans le principe, elle n'est constituée que par l'engorgement de la peau, plus tard les gaines tendineuses s'enflamment et s'hypertrophient. Ces tares qui ne déterminent presque jamais de claudication, sont peu graves ; cependant, au 2me degré, elles déprécient les chevaux, à cause de la grande difficulté qu'on éprouve, à les combattre efficacement.

Le *Jardon* (n° 49) et la *Jarde* sont deux noms donnés à une même maladie à des périodes différentes.

Le jardon est une tumeur osseuse, peu volumineuse au début, existant au côté externe et inférieur du jarret ; elle occupe la tubérosité externe et supérieure du canon, et s'étend sur la tête du péroné externe. Pour examiner un jardon, l'observateur se met derrière le cheval en se plaçant de trois quarts. Lorsque le jardon est assez développé pour se prolonger en arrière, on l'appelle jarde. Dans ce cas, le mal est plus grand; le jeu des tendons fléchisseurs est douloureux, et il y a claudication; mais pour bien la reconnaître, il faut se placer de côté.

La Courbe (n° 50) est une tumeur osseuse qui a son siége à la tubérosité interne de l'extrémité inférieure du tibia, et correspond à la malléole interne de l'homme; elle peut être plus ou moins grosse, mais presque jamais elle ne détermine de claudication; aussi elle est peu grave.

L'éparvin Calleux (n° 51) est une tumeur osseuse qui a son siége sur l'extrémité inférieure et interne du tibia et la tête du péroné interne. A son début, cette exostose ne détermine pas toujours de la gêne, mais bientôt elle grossit, et, comme la jarde d'autrefois, elle glisse sous les tendons fléchisseurs et devient aussi grave que la jarde. On reconnaît deux autres sortes d'éparvin : l'éparvin de bœuf qui consiste dans une tumeur pâteuse occupant toute la face interne du jarret; l'éparvin sec ne consiste qu'en un mouvement saccadé et convulsif du jarret dans la progression; le cheval est dit harper.

Les solandres sont des crevasses qui existent dans le pli du jarret, elles sont l'apanage des chevaux lymphatiques ; on les nomme râpes quand elles sont longitudinales.

Le canon, le boulet, le paturon et la couronne des membres postérieurs comportent les mêmes détails, les mêmes considérations que ceux des membres antérieurs.

Des mouvements en place et des mouvements progressifs, ou des allures.

Des leviers. Les organes actifs des mouvements sont les muscles, qui s'insèrent aux os, les entourent et agissent sur eux comme sur des leviers ; il est donc nécessaire de dire quelques mots sur ce que l'on entend par levier en mécanique.

On donne le nom de levier à une barre inflexible, mobile autour d'un point fixe et sollicitée par deux forces appelées puissance et résistance. En physique, on reconnaît trois sortes de leviers : celui dit du 1re genre, qui offre le point d'appui au milieu, la résistance et la puissance aux deux extrémités ; dans le levier du 2e genre, c'est la résistance qui occupe le milieu ; enfin la puissance, dans le levier du 3e genre, est située entre le point d'appui et la résistance.

On comprend par bras de levier, la distance qui existe entre le point d'appui et le point d'application de la force. Plus le bras de levier d'une force est long, plus cette force est puissante dans son action ; après cela, il est facile de comprendre que le levier du 2e genre est toujours favorable à la puissance, et que celui du 3e genre lui est toujours contraire.

On a proposé dernièrement pour les leviers de la machine animale, d'autres dénominations tirées du rapport qui existe entre le bras de levier de la puissance et celui de la résistance. Ces nouvelles dénominations ont, selon nous, un avantage réel : celui d'indiquer si l'action doit être rapide dans sa vitesse, puissante dans son énergie, ou également partagée de puissance et de vitesse ; en effet, le bras de la puissance est supérieur, inférieur ou égal à celui de la résistance.

Quand il lui est supérieur, la puissance d'action est extrême.

Quand il lui est inférieur la vitesse d'action est extrême ; quand il lui est égal, l'action est moyenne en puissance et en vitesse.

Delà trois sortes de leviers.

Le premier sera dit levier puissant.

Le second, levier rapide.

Le troisième, levier mixte.

Il suffira donc de mesurer la longueur comparative des bras de levier, pour pouvoir établir la somme des effets produits.

Exemples de différents leviers. Dans la ruade, le jarret nous offre un exemple d'un levier rapide ou du 1er genre ; le point d'appui est l'articulation K, le bras de levier de la puissance est représenté par la longueur du calcanéum K D, le bras de levier de la résistance est toute l'extrémité inférieure du membre K V (Pl. 6, fig. 1).

Dans la progression, le jarret nous donne aussi un levier puissant ou du 2e genre ; le point d'appui est sur le sol, en V, la résistance est constituée par le tibia T qui transmet en K tout le poids du corps ; le muscle qui s'insère en D au sommet du calcanéum est la puissance (Pl. 6, fig. 1).

Le levier rapide est très-répandu dans la machine animale; on en trouve des exemples dans les mouvements de flexion et d'extension du bras sur l'épaule, de l'avant-bras sur le bras, du canon sur l'avant-bras; pour ce dernier cas, voyez (Pl. 6, fig. 2). Le point d'appui est en **A**, dans l'articulation elle-même, la résistance à l'extrémité inférieure du membre. La puissance est formée par les muscles fléchisseurs et extenseurs qui s'insèrent en **P** et en **S**, et qui s'attachent très-près du point d'appui.

Du cabrer. Le cabrer est une action dans laquelle le corps est porté seulement sur le bipède postérieur: pour se préparer à ce mouvement, le cheval engage les membres postérieurs sous le centre de gravité, porte sa tête et son encolure en arrière; alors, par la détente subite des membres antérieurs, il soulève le devant sur le derrière, et le redresse sur ses jarrets.

Cette attitude est très-instable, à cause de l'étroitesse de la base de sustentation; cependant quelques chevaux entiers sont assez énergiques pour la conserver quelque temps, et progresser même dans cette position.

De la ruade. La ruade est un mouvement opposé au cabrer, et dont le cheval se sert comme moyen de défense: pour s'y préparer, il engage les membres antérieurs sous le centre de gravité, baisse la tête et l'encolure; les membres postérieurs étant soulevés de terre par la contraction des muscles *ilio-spinaux* et *croupiens*, opèrent la ruade en se détendant en arrière. Cette action ne dure que très-peu de temps, car jamais le centre de gravité n'est assez déplacé pour que sa ligne de gravitation tombe sur la base de soutien, et l'énergie de contraction qu'elle exige des muscles moteurs défavorisés par leur levier, est trop grande pour être de longue durée.

Des mouvements progressifs.

Du saut. Le saut est le mouvement progressif le plus prompt, le plus rapide, mais qui exige le plus d'énergie de la part des chevaux ; quelques animaux ne peuvent même pas l'exécuter.

Le cheval qui veut s'y livrer, engage ses membres postérieurs sous lui, porte la tête et l'encolure en arrière, et par l'extension subite de ses membres fléchis, il communique à tout son corps une impulsion en avant, qui lui fait franchir des distances plus ou moins grandes et des hauteurs plus ou moins élevées.

Des allures.

On donne le nom d'allures aux différents modes de progression ; elles sont divisées en naturelles et en défectueuses.

Du pas. Le pas est l'allure la plus lente, la plus douce, et qui demande de la part du cheval le moins d'efforts musculaires, c'est aussi celle où la base de sustentation a le plus d'étendue. Le cheval, après avoir baissé la tête, allongé son encolure et incliné le corps en avant, fait succéder ses membres un à un ; ainsi, si l'on suppose que le membre droit de devant parte le premier, le membre gauche de derrière suit un instant après, ensuite le membre gauche de devant part à son tour et il est suivi par le membre droit postérieur. Les membres posent à terre dans le même ordre, d'où résultent quatre battues bien distinctes, mais deux foulées seulement ; les membres postérieurs recouvrent la foulée des membres antérieurs dans un pas régulier.

Le pas accéléré n'offre de différence avec le pas ordinaire, que la rapidité avec laquelle les membres se succèdent l'un à l'autre.

Le pas relevé diffère du pas ordinaire par une flexion saccadée et comme convulsive de la région digitée.

Du trot. L'allure du trot est plus précipitée, plus accélérée que le pas ; elle consiste dans le lever des membres par bipède diagonal : ainsi, si nous supposons que le cheval entame le terrain par le membre antérieur droit, le membre postérieur gauche se lève en même temps, puis ensemble le membre gauche antérieur et le membre postérieur droit ; et comme les membres de chaque bipède diagonal posent ensemble à terre, on ne doit entendre, dans un trot régulier, que deux battues.

L'allure du trot est plus ou moins rapide, suivant l'énergie musculaire et la conformation des avant-bras, comme nous l'avons déjà dit.

Du galop. Le galop est l'allure la plus vite, mais celle qui exige la plus grande énergie musculaire ; la base de sustentation étant très-étroite, et l'équilibre très-instable, la chûte du cheval deviendrait imminente, si les membres, dans leurs mouvements, ne se succédaient pas avec une très-grande rapidité. Les chevaux se préparent au galop, comme pour exécuter le *saut:* alors, si nous supposons que le cheval entame le terrain par le membre droit antérieur, ce membre est détaché du sol et porté en avant; puis immédiatement après et simultanément les deux membres du bipède diagonal gauche exécutent leur lever; en sorte que le corps ne se trouve plus porté que par le membre postérieur gauche; celui-ci, par sa détente, imprime au corps une impulsion en avant. Maintenant, si nous examinons le corps lorsqu'il vient toucher le sol, nous verrons le membre postérieur gauche, qui a quitté le dernier le sol, y faire son poser le premier, puis le bipède diagonal gauche et le membre antérieur droit qui s'est levé le premier, ce qui donne lieu à trois battues, et forme le galop à trois temps.

On dit, en terme de manége, que le galop est uni, quand il s'exécute avec régularité; lorsque, dans un bipède antérieur, le membre droit, et dans un bipède postérieur, le gauche outre-passe son congénère, le galop est désuni.

Le galop à deux temps, ou le galop de course, consiste dans une succession de sauts précipitamment répétés.

L'amble est une allure qui se compose de deux mouvements opérés par le lever successif des bipèdes latéraux : dans cette allure, le corps manque alternati-

vement de chaque côté de point d'appui ; l'équilibre
est très-instable, et nécessite une très-grande rapidité
dans la succession des membres. Les chevaux ambleurs
sont vites et très-agréables à monter ; leurs réactions
sont très-douces, parce que les membres ne s'élévent
qu'à une petite hauteur au-dessus du sol. L'amble est
une allure naturelle chez les poulains d'un à deux
ans ; mais passé cet âge, elle est, ou héréditaire, ou
acquise par l'éducation.

Allures défectueuses.

On les nomme ainsi à cause de leur action irréguliére ; elles proviennent d'une usure plus ou moins
complète des membres: le *traquenard*, allure défectueuse
dans laquelle le cheval trotte du devant et galoppe du
derriére ; l'*aubin*, allure dans laquelle le cheval galoppe
du devant et trotte du derriére.

Des aplombs.

On entend par aplomb en extérieur, la répartition du
corps du cheval sur les quatre membres, répartition
qui doit être régulière et non égale. On s'assure de la
régularité des aplombs dans les membres en comparant
leur direction avec certaines lignes verticales appelées
lignes d'aplomb.

Aplombs des membres antérieurs vus de profil (Pl. 6,
fig. 3). Une ligne abaissée perpendiculairement de la pointe

de l'épaule, doit tomber un peu en avant de la pince du pied ; lorsque la pince dépasse cette ligne en avant, le cheval est dit campé du devant (n° 1), direction fausse qui tiraille les tendons fléchisseurs, ruine les membres, et rend les allures plus lentes. Lorsqu'au contraire la pince est située très en arrière de la ligne d'aplomb, il est dit sous lui du devant (n° 2), défaut qui rend l'instabilité de centre de gravité plus grande, les allures plus rapides, mais qui expose le cheval à butter, à tomber et à forger, et qui surcharge et ruine les membres antérieurs.

Une ligne abaissée verticalement du garrot à terre, (Pl. 6), doit tomber en arrière de chaque membre. Lorsque le boulet se rapproche trop de cette ligne, le cheval est dit long-jointé (fig. 5), disposition qui augmente la souplesse des allures, mais qui détermine le tiraillement des tendons et la ruine prompte des membres ; si le boulet est trop éloigné de la perpendiculaire, le cheval est dit court-jointé (fig. 6) ; il y a alors rudesse des réactions et tendance des membres à devenir bouletés.

Une verticale abaissée du tiers postérieur et su-périeur de l'avant-bras sur le boulet doit passer entre l'os et les tendons. Si le genou est plus en avant de cette ligne, le cheval est arqué ou brassicourt (voir l'article genou) ; le genou est creux lorsqu'il se trouve plus en arrière.

Membres antérieurs vus de face (Pl. 7, fig. 1). Une perpendiculaire abaissée de la pointe de l'épaule à terre doit partager chaque membre en deux parties égales ; si le membre est tourné en dehors, les coudes rentrés, et la pince des pieds sortant de la ligne d'aplomb, le cheval est panard ; défaut de solidité dans les appuis, le poids du corps reposant plutôt sur le côté interne du pied et des surfaces articulaires ; danger de se couper avec les éponges internes des fers, la flexion, au lieu de s'opérer angulairement, déjetant le membre en dedans ; si le membre est tourné en sens tout-à-fait opposé, le cheval est cagneux ; défaut de solidité, danger de se couper et de s'entretailler avec la pince du fer.

Le boulet et le pied peuvent sortir seuls de la ligne d'aplomb en dedans ou en dehors ; ce qui constitue le cheval cagneux ou panard du boulet.

Si le genou seul est porté en dedans, c'est le genou de bœuf ; ce défaut fait billarder le cheval ; retard dans les progressions.

Membres postérieurs vus de profil (Pl. 6, fig. 4). Une ligne abaissée verticalement de la hanche à terre, doit tomber un peu en avant de la pince. Lorsque la pince est trop en avant de cette ligne, le cheval est sous lui du derrière (n° 1); avec cette disposition, les jarrets sont coudés, les allures plutôt cadencées que rapides ; si le membre dépasse la ligne d'aplomb en arrière, le cheval est campé du derrière (n° 2), et les allures sont rapides, les jarrets droits, les réactions dures.

Une verticale abaissée de la pointe de la fesse doit passer un peu en arrière du boulet ; si cette articulation se rapproche de cette ligne par suite de la trop grande longueur du paturon, le cheval est long-jointé ; il est court-jointé dans le cas contraire ; mêmes inconvénients que pour les membres antérieurs.

Membres postérieurs vus de face (Pl. 7, fig. 2). Une perpendiculaire abaissée de la pointe de la fesse, doit partager chaque membre dans toute son étendue ; si le membre est tourné en dehors, le cheval est panard du derrière ; inconvénient moins grave que dans le membre antérieur ; si le membre est tourné en dedans, le cheval est cagneux du derrière. Lorsque le jarret rentre en dedans de la ligne d'aplomb, l'animal est crochu (Pl. 7, fig. 3) ; lorsque les jarrets sortent en dehors de la ligne d'aplomb, ils sont trop ouverts.

Les membres postérieurs, comme les antérieurs, peuvent être panards ou cagneux du boulet.

De l'âge du cheval.

Il est très-important de pouvoir bien apprécier l'âge d'un cheval, puisque la valeur commerciale des chevaux dépend beaucoup de leur âge.

Les dents fournissent les signes les plus certains pour la connaissance de l'âge ; elles sont au nombre de 36 chez la jument et de 40 chez le cheval, savoir : 12 incisives, 24 molaires, et 4 crochets. Les molaires ne s'apercevant que difficilement, et les crochets ne présentant que des signes variables, les incisives seules fournissent les caractères de l'âge. Au nombre de six à chaque mâchoire chez le cheval, elles sont distinguées en pinces, mitoyennes et coins ; en dents de lait ou caduques, et en dents de remplacement, persistantes ou d'adultes ; les dents de lait sont toujours plus petites (Pl. 8, fig. 1) que les secondes ; plus blanches, marquées de sillons moins profonds, elles présentent à leur base prés de l'alvéole un rétrécissement qu'on nomme *collet*.

On reconnaît à chaque dent incisive (Pl. 8, fig. 7) deux parties distinctes, une partie libre située hors de l'alvéole, une partie enchassée ou la racine de la dent. La partie libre représente un cône renversé ; sa face antérieure ou externe est un peu aplatie, et marquée d'un ou deux sillons ; l'extrémité libre par laquelle ces dents se correspondent, présente, après un certain temps de frottement, une surface plane au milieu de laquelle on voit une cavité qui change de forme et s'efface à mesure que la dent s'use (Pl. 8, fig. 3). Cette cavité est encadrée d'une substance plus dure, plus brillante que le corps de la dent ; c'est l'émail qui entoure aussi toute la partie libre de cette espéce d'os qu'on appelle ivoire.

La partie enchassée varie de longueur suivant l'âge ; quand la dent vient de faire son éruption, elle est courte, arrondie, et renferme dans son intérieur une cavité appelée cavité dentaire interne qui contient la pulpe de la dent et ne tarde pas à s'oblitérer ; lorsqu'elle a pris tout son développement elle est beaucoup plus longue et plus irréguliére dans sa forme.

Les signes fournis par les dents se tirent de trois sources: 1° l'éruption ou la sortie de la dent de son alvéole; 2° le rasement ou la disparition de la cavité externe par le frottement de la table ; 3° les changements de ferme et de direction de la dent, à mesure qu'elle s'échappe de la cavité alvéolaire.

On peut diviser l'âge en plusieurs périodes : 1re période, éruption des dents caduques ; 2e, rasement de ces mêmes dents ; 3e, éruption des dents adultes ; 4e, rasement des dents de remplacement ; 5e, formes ovales, arrondies, triangulaires, et biangulaires, de la table dentaire.

1° *Éruption des caduques.* A la naissance aucune incisive n'a encore fait son éruption ; les pinces sortent de 6 à 8 jours (**Pl. 9, fig. 1**) , les mitoyennes de 30 à 40 jours (fig. 2), les coins de 6 à 10 mois (fig. 3). A l'instant où chaque dent fait son éruption, apparaît d'abord son bord antérieur qui se met en contact avec la dent supérieure qui lui correspond, s'use par le frottement, et se met au niveau du bord postérieur ; les deux bords s'usent ensemble, et la cavité externe disparaît petit-à-petit ; cette usure exécutée d'une manière régulière constitue le rasement.

2° **Rasement des Caduques.** Les pinces inférieures sont rasées à 10 mois, les mitoyennes à un an, les coins de 15 à 24 mois.

3° *Éruption des dents adultes.* Les pinces sortent de 2 ans $\frac{1}{2}$ à 3 ans (fig. 4), les mitoyennes de 3 ans $\frac{1}{2}$ à 4 ans (fig. 5), et les coins de 4 ans $\frac{1}{2}$ à 5 ans (fig. 6); à 5 ans, un cheval doit avoir toutes les adultes de la mâchoire inférieure.

4° **Rasement des dents de remplacement.** A 5 ans les pinces sont rasées, les coins sont de niveau avec les mitoyennes, mais leur bord postérieur n'est pas au niveau du bord antérieur.

A six ans (fig. 7) le bord postérieur du coin est de

niveau avec le bord antérieur, mais il n'a pas encore usé ; les mitoyennes commencent à se raser.

A sept ans (Pl. 10, fig. 1) rasement des pinces et des mitoyennes ; le bord postérieur du coin a usé ; on remarque assez souvent au bord antérieur de l'incisive supérieure une petite échancrure.

A huit ans (fig. 2) rasement complet de toutes les incisives inférieures ; les pinces commencent à s'arrondir, et on aperçoit entre le cornet dentaire externe, et le bord antérieur une bande jaunâtre, qui est la cavité de la racine oblitérée.

Beaucoup de personnes pensent encore aujourd'hui qu'il est impossible de connaître l'âge, passé huit ans, puisque les dents sont rasées ; mais c'est une erreur ; les changements qu'éprouve la table dentaire dans sa forme peuvent encore fournir des indices, moins certains à la vérité que ceux des premiers âges, mais assez impor—tants à connaître.

Ces changements de forme de la table dentaire s'expliquent assez facilement, quand on connaît la forme générale de la dent : ainsi, si l'on fait dans la longueur d'une incisive plusieurs coupes transversales, alors la partie coupée présentera successivement une figure ovale, ronde, triangulaire et biangulaire (Pl. 8, fig. 6) ; or le frottement produit absolument le même effet, et comme les dents poussent dans la même proportion qu'elles s'usent, on a pu, sachant qu'elles s'usaient d'une ligne environ par an, préciser à quelle époque chaque partie de la dent venait former la table dentaire.

5° *Formes ovale, ronde, triangulaire, biangulaire.*
A neuf ans, les pinces s'arrondissent, les mitoyennes

et les coins sont ovales, le cul-de-sac du cornet dentaire est plus près du bord postérieur, et plus rétréci.

A dix ans (Pl. 10, fig. 3), les pinces sont arrondies, les mitoyennes commencent à s'arrondir, la saillie d'émail centrale est très-rétrécie.

A onze ans, les pinces et les mitoyennes sont rondes, l'ovale des coins se rétrécit, la saillie de l'émail central touche le bord postérieur de la dent.

A douze ans (fig. 4), les pinces, les mitoyennes et les coins sont ronds, l'émail central a disparu.

A treize ans, les pinces commencent à devenir triangulaires, l'émail central des coins supérieurs a disparu.

A quatorze ans, les pinces sont triangulaires, les mitoyennes commencent à le devenir, l'émail central des mitoyennes supérieures a disparu.

A quinze ans (fig. 5), triangularité des pinces et des mitoyennes, les coins commencent à s'allonger, l'émail central a tout-à-fait disparu dans les incisives supérieures.

A seize ans, triangularité complète des incisives inférieures.

A dix-sept ans, les côtés du triangle sont à peu près égaux.

A dix-huit ans, les pinces commencent à s'aplatir d'un côté à l'autre.

A dix-neuf ans, aplatissement des pinces sur les côtés, les mitoyennes commencent à se rétrécir.

A vingt ans, biangularité des pinces et des mitoyennes.

De vingt-un à vingt-trois ans, biangularité complète des incisives.

Des dents trop longues.

Pour bien apprécier l'âge d'une dent trop longue, il faut lui ajouter autant d'années, que la partie libre de la dent a plus de 6 lignes de longueur ; de même que pour préciser l'âge réel d'une dent trop courte, il faut lui retrancher autant d'années, que sa partie libre a de lignes de moins de la longueur ordinaire.

Des ruses des Maquignons. Les marchands cherchent souvent à tromper sur l'âge des chevaux ; comme ils ont intérêt à ce que les chevaux paraissent toujours plus près de l'âge où leur valeur est plus considérable, s'ils sont trop jeunes, ils arrachent les coins et les mitoyennes caduques, et déterminent quelquefois plustôt l'éruption des remplaçantes ; en sorte qu'un cheval n'a pas encore 4 ans $\frac{1}{2}$, que déjà il possède toutes les incisives de remplacement ; on s'aperçoit assez facilement de cette ruse à l'inspection de l'arcade dentaire qui toujours est irrégulière. Lorsque le cheval est trop vieux, le maquignon le contremarque, c'est-à-dire qu'il pratique avec un burin, au centre de la dent, une cavité qu'il cautérise avec un fer chaud, de manière à la noircir et à imiter le germe de fève ; cette fraude est facile à dévoiler, car la cavité factice n'est pas entourée d'émail.

Des Robes.

On donne le nom de robe à l'ensemble des poils qui revêtent la peau des animaux ; les robes sont caractérisées par les différentes nuances qu'affectent ces poils.

Rien n'est plus important pour l'exactitude des signalements, que de bien s'entendre sur les caractères propres à chaque robe ; aussi doit-on s'arrêter de préférence à une classification simple et claire. Celle adoptée dans le cours d'équitation militaire nous paraît, sous ce rapport, réunir, sauf quelques modifications, toutes les conditions désirables.

Les robes sont divisées en cinq classes principales.

La première renferme les robes d'une seule couleur, crins et extrémités compris ; elle comprend le noir, le blanc, l'alezan et le café-au-lait.

Le noir est dit mal teint, quand on aperçoit dans certaines parties une teinte claire avec reflet rougeâtre.

Noir franc, mat, quand la couleur noire est foncée, mais sans reflet.

Noir jaïet, lorsque la couleur a un reflet luisant.

Le blanc offre aussi trois variétés : le blanc mat, qui n'a aucun reflet, le blanc sale qui a une teinte grisâtre, enfin le blanc porcelaine dont le fond est bleuâtre.

L'alezan se subdivise en alezan clair, en alezan cerise dont la teinte se rapproche de la couleur de la cerise, en alezan châtain qui représente à peu près la teinte de la châtaigne, en alezan brûlé dont la couleur est d'un roux brunâtre foncé.

Le café-au-lait, dont la teinte se rapproche de la couleur du lait mélangé à une décoction de café, est clair ou foncé.

La deuxième classe des robes est caractérisée par une seule couleur, avec crins et extrémités noirâtres ; elle comprend :

L'isabelle, dont le fond est café-au-lait clair ou foncé, avec les crins et les extrémités noires.

Le souris, qui a la teinte des poils de la souris, est clair ou foncé.

Le bai, divisé en bai clair dont le fond de la robe est clair, bai cerise, teinte rouge de la cerise, en bai châtain, couleur de la châtaigne, en bais marron qui se rapproche de la teinte du marron et en bai brun dont la teinte est d'un brun foncé.

Dans la troisième classe se trouvent les robes à deux couleurs ; ce sont les gris qui offrent les variétés suivantes : le gris clair dont les poils blancs prédominent, gris foncé dont les poils noirs sont plus abondants, gris ardoisé, dont le mélange de poils noirs et blancs est tel qu'il donne à la robe la teinte de l'ardoise ; gris étourneau, dont les poils noirs et blancs sont disposés de manière à donner à la robe l'aspect de la gorge de l'étourneau ; gris vineux, lorsqu'il s'y trouve des poils alezans qui lui donnent une teinte rouge.

L'aubère, mélange de poils blancs et alezans, est divisé en clair, quand il y a prédominance de poils blancs, en aubère vineux, quand ce sont les poils alezans qui sont plus nombreux.

Le louvet, couleur fauve résultant de l'ensmble de poils noirs à leur base et alezans à leur extrémité.

La quatrième classe est caractérisée par trois couleurs, poils noirs, blancs et alezans mélangés ; ce sont les rouans dits clairs, quand les poils blancs prédominent, foncés, lorsque les poils noirs sont plus nombreux, et vineux, lorsque les poils alezans prédominent sur les autres.

Enfin dans la cinquième classe sont rangées les robes mélangées ; ce sont les pies, dont le caractère est d'offrir sur le fond d'une robe blanche de larges taches d'une autre couleur, plus ou moins étendues, ordinairement très irrégulières ; il y a des pies blancs, noirs, bais, etc., etc.

Des particularités des robes.

Les particularités sont d'autant plus utiles à étudier que la plupart ne sont pas susceptibles de varier, comme il arrive aux robes proprement dites, et que dès-lors leur indication précise dans un signalement, suffit pour éviter les erreurs.

Particularités se rencontrant sur toutes les parties du corps.

Des Pommelures, caractères particuliers aux robes composées de plusieurs poils et surtout aux robes grises ; ce sont des taches arrondies, formées à la circonférence de poils d'une autre couleur que celle qu'ont les poils qui garnissent le centre. La robe qu'on appelle gris pommelé est caractérisée par cette particularité.

Des Miroitures. Ce sont des taches arrondies comme les pommelures, formées par des poils de même couleur, mais de nuances différentes au centre et à la circonférence ; on les remarque surtout sur les chevaux bais et alezans.

Les Mouchetures sont de petites taches noires semées sur la robe, qui prend le nom de tigrée lorsque les taches sont grandes et arrondies, et de tisonnée, lorsqu'elles sont allongées comme si elles avaient été tracées avec un tison.

Les marques de feu sont des taches rouges ou brillantes qui se font remarquer autour des yeux, aux naseaux, etc.

Les régions lavées, sont celles qui, dans quelques robes, présentent une décoloration très-sensible.

Le mot *rubican*, sert à désigner la présence d'un certain nombre de poils blancs, qui ne sont pas en assez grande quantité sur une robe pour l'empêcher d'être d'une seule couleur ; on indique le nombre plus ou moins grand de ces poils en disant que la partie est fortement ou légèrement rubican.

Le cheval *zain* est celui dont la robe n'offre aucun poil blanc.

Les Epis, sont des signes particuliers résultant de la direction irrégulière qu'affectent les poils dans certaines régions du corps ; ils sont appelés concentriques ou convergents, lorsque les poils se rapprochent par leur pointe, et excentriques ou divergents, si les poils s'écartent en laissant à nu la peau du centre.

Les taches de *Ladre*, indiquent une décoloration circonscrite de la peau, et sa dénudation dans certains endroits.

Particularités de la tête.

Cap de maure. Couleur noire de la tête, avec une coloration différente de la robe. *Cavecet de maure*, couleur noire, seulement depuis le milieu du chanfrein jusqu'à l'extrémité inférieure de la tête.

Le nez de renard consiste dans une marque de feu qui occupe toute l'extrémité inférieure de la tête.

On dit qu'un cheval est marqué *en tête* lorsqu'il présente sur le front une tache circonscrite et irrégulière dans sa forme. La *pelote* est une petite tache blanche arrondie ; l'*étoile* est anguleuse ; lorsque la tache blanche s'étend sur le chanfrein et dans le plan médian, il y a *lisse* ou *liste*; celle-ci peut être interrompue et irrégulière ; quand la liste se prolonge sur les côtés, le cheval a une belle face ou une demi-belle face à droite et à gauche.

Particularités des membres. Les membres offrent à leur extrémité inférieure des taches blanches plus ou moins étendues, qu'on nomme *balzanes*. Celles-ci sont dites petites quand elles n'enveloppent que la couronne et le paturon, grandes lorsqu'elles se prolongent jusqu'au milieu du canon, haut-chaussées, si elles envahissent le membre jusqu'au genou.

Les *balzanes*, sont bordées, quand leurs bords offrent un mélange de deux couleurs de poils; herminées quand, sur le fond, il se trouve quelques taches noires.

Les traces ou principes de balzanes sont des taches placées sur la couronne sans l'envelopper entièrement.

Les *zébrures* sont des taches noires allongées et disposées transversalement autour des membres.

Particularités du tronc.

La *raie de mulet* est une bande plus foncée que la robe, s'étendant depuis le garrot jusqu'à la queue, et se faisant remarquer sur les robes isabelle, grise et souris.

Le ventre de biche est un ventre dont les poils sont lavés.

Des signalements.

Faire un signalement en extérieur, c'est donner une indication détaillée de tous les caractères extérieurs qui peuvent distinguer un cheval d'un autre. Dans un signalement on peut avoir pour but, ou de constater simplement l'identité d'un individu, ou bien encore, outre cette constatation, de donner l'appréciation de ce qu'il est : delà, la distinction des signalements en simples ou de reconnaissance, et en composés ou d'appréciation.

Les caractères distinctifs d'un cheval se trouvent fournis par l'âge, la taille, le sexe et la robe de l'animal.

Les caractères tirés de la couleur ou des nuances de la robe sont susceptibles de varier sous l'influence des saisons, du genre d'alimentation et de l'état de santé ou de maladie du cheval ; ils ne doivent donc être réellement considérés comme positifs, qu'autant que les nuances sont très-tranchées ; dans presque tous les cas les particularités fournissent toujours seules les signes les plus différentiels des animaux.

Dans un signalement on suit un certain ordre pour l'énumération des caractères ; voici celui qui est généralement adopté : 1° le sexe ; 2° l'état des crins ; 3° l'âge ; 4° la taille ; 5° la robe ; 6° les particularités. Lorsqu'on se borne à l'énumération de ces caractères, on fait un signalement de reconnaissance ; mais si l'on y ajoute tous les détails relatifs à la belle ou défectueuse conformation du cheval, aux tares qu'il peut présenter, au service qu'il peut rendre, à son caractère et à sa constitution, ce signalement est alors composé ou d'appréciation.

Des races propres à l'artillerie et à la cavalerie.

Notre but, en parlant des races, n'est pas d'entrer dans de grands détails sur cette partie longue et difficile des connaissances hippiques ; nous nous bornerons seulement à citer les principales familles qui peuvent satisfaire aux besoins de l'artillerie et de la cavalerie, en indiquant les caractères les plus tranchés de chacune d'elles. Dans cet article, nous nous occuperons surtout des races françaises.

Des chevaux de selle. Les chevaux normands du Mellerau, du Cotentin et de la plaine de Caen, peuvent être avantageusement employés au service de la grosse cavalerie de réserve et de ligne ; seulement ceux qui proviennent des deux premiers cantons étant d'un prix élevé, entrent en très-petite proportion dans la composition des remontes.

Le véritable normand a des formes arrondies, une tête légèrement busquée et forte, l'encolure droite et bien fournie, le poitrail large, la croupe ronde, la queue bien attachée, les membres solides à éminences osseuses très-prononcées ; enfin le pied peu volumineux. Ce cheval, qui peut être employé à cinq ans, a un tempérament lymphatique, de sorte que son énergie ne répond pas toujours à sa conformation extérieure.

La race limousine, bien que dégénérée, pourrait encore fournir, si les croisements étaient bien raisonnés, des chevaux excellents pour la cavalerie légère. Les limousins pleins de vigueur, légers et dociles, ont une peau fine, une tête carrée et bien portée, une encolure droite un peu grêle, des hanches saillantes, des membres sûrs, quoique les antérieurs soient grêles et aient le tendon failli, des pieds petits. Ils demandent dans le principe de grands ménagements, et ne peuvent être mis à un service régulier, qu'à sept ans.

En Auvergne, les chevaux ont perdu de leur réputation ; cependant on y rencontre encore une race de petits chevaux montagnards qui sont parfaits pour la cavalerie légère ; pleins de courage et de force, ces chevaux sont sobres et rustiques ; avec des formes plus arrondies que celles du Limousin, ils ont une tête un peu plus grosse, une encolure moins grêle, les membres

secs et solides , mais les pieds étroits et disposés à s'en-
casteler.

Les chevaux *navarrins* peuvent être employés avec
avantage au service de la troupe à cheval, mais ils
conviennent surtout pour le manége.

Dans le *Nivernais* et le *Morvan* on trouve quelques
chevaux de selle propres à la cavalerie de ligne, mais
surtout à la cavalerie légère. Leur tête est aplatie et
sèche, l'encolure courte, la croupe ronde et coupée ; les
membres sont larges et court-jointés.

Les chevaux étrangers qu'on rencontre dans notre
cavalerie, sont anglais, barbes ou bédouins, etc.

Les chevaux *anglais*, difficiles à s'acclimater, ont
des formes anguleuses, et ils sont remarquables par la
sécheresse des membres ordinairement *brassicourts*, et
par la largeur des articulations ; leur tête est carrée,
leur encolure droite et leur croupe longue et horizontale.

Les chevaux *bédouins* ou *barbes*, très-énergiques,
très-sobres et très-rustiques, ont une tête parfois busquée,
les oreilles petites et droites, l'encolure longue et un
peu grêle, le rein court, la croupe longue et tranchante,
les jambes sèches et solides.

Chevaux de trait propres à l'artillerie. La race
percheronne, par sa force et sa dureté à la fatigue,
est, sans contredit, pour le service de trait accéléré, la
meilleure de toutes celles de France ; l'étranger n'en
a même pas qui lui soit comparable.

Le cheval *percheron* (Pl. 11, fig. 1), le plus ordinairement gris clair, tacheté, truité, a une taille d'un
mètre 480^m à 516^m, son corps est moyen en grosseur ;

sa tête est carrée ; ses yeux sont grands, vifs et placés à fleur de tête ; l'encolure, un peu forte, porte une crinière souvent double ; l'épaule, sèche supérieurement, est un peu chargée de chairs à sa partie inférieure ; les reins sont courts ; la croupe est musculeuse, courte et ordinairement double ; la queue est grosse et assez bien attachée ; les membres sont forts et secs, et les articulations très-nettes.

Les chevaux *ardennais*, moins bien conformés que les chevaux percherons, forment aussi d'excellents chevaux d'artillerie : ils sont forts, robustes ; leurs allures sont franches et vites.

Les caractères qui les distinguent sont : une tête grosse et carrée, garnie aux ganaches de longs poils, une encolure courte et assez fournie, quelquefois rouée, le garrot assez bien sorti, le rein un peu long et un peu bas, la croupe avalée, mais forte, les membres bien proportionnés ; mais comme ces chevaux travaillent très-jeunes, les aplombs sont souvent faussés, et les articulations du genou et du jarret présentent presque toujours quelques tares ; les pieds sont bons et sûrs.

En Normandie, dans le pays de Caux, on trouve des chevaux qui conviennent encore au service de l'artillerie; mais ceux-ci étant un peu plus lourds que les races précédentes, sont de préférence employés pour le train des parcs.

Les départements de la Meuse et de la Moselle fournissent des chevaux qui se rapprochent des Ardennais, et qui, comme ces derniers, peuvent servir aux remontes de notre artillerie et de notre cavalerie.

Enfin les chevaux *comtois*, avec leur tête longue et sèche, leur encolure grêle, leur croupe avalée, leur ventre de vache, leurs membres longs, mais solides et nerveux, peuvent, lorsqu'ils sont bien choisis, servir avantageusement pour le service du trait accéléré.

Manière d'examiner un cheval, d'indiquer le genre de service auquel il doit être employé de préférence.

Lorsqu'on doit acheter un cheval, il faut avant tout l'examiner à l'écurie, afin de le voir livré à lui-même ; on observe la manière dont il est attaché, s'il est séparé des autres, ce qui pourrait faire supposer qu'il est méchant, etc., etc.

Le cheval étant amené au lieu où il doit être visité, il faut tenir compte de la manière dont il est présenté par le marchand, pour juger avec précision de sa taille et de ses aplombs : dans ce moment, on ouvre la bouche pour connaître l'âge, puis on examine l'état des muqueuses apparentes et des ganglions de l'auge, et d'un coup d'œil rapide, on apprécie l'ensemble des régions extérieures du corps, et de ses proportions : on porte ensuite son attention sur les membres qu'on observe sur toutes leurs faces, afin de s'assurer de leur netteté et de l'absence de toute tare. Dans cet examen, l'œil seul doit apercevoir ; ce n'est qu'à la dernière extrémité que la main doit être portée sur une tare. Après ce, on fait marcher le cheval en main et les rênes longues, on observe les membres postérieurs quand il s'éloigne, les antérieurs lorsqu'il revient, les uns et les autres lorsqu'il traverse. Cet exercice étant répété à l'allure du trot, on examine comment le derrière chasse le devant, si l'animal se berce, si ses membres flageollent; on se rend compte de la manière dont il s'arrête et dont il tourne sur les deux côtés; un cheval ruiné ou faible cherche toujours à prendre le galop. Lorsque le résultat de la visite est satisfaisant, on s'assure alors seulement de l'intégrité de la vue du cheval, en faisant passer ce dernier d'un lieu sombre à un endroit très-éclairé pour bien juger des mouvements de l'ouverture pupillaire.

Qualités à rechercher chez le cheval de selle. Le cheval destiné à la selle doit être dégagé dans ses formes, avoir une tête légère et bien portée, une bouche ni fine ni dure, une vue parfaite, le garrot élevé, le poitrail large sans être trop ouvert, la côte ronde, le rein court, le pied bon et sûr, des allures franches, plus de fond que d'ardeur, plus de solidité que de brillant.

Le cheval de trait destiné à courir sera ramassé dans ses formes, mais libre dans ses mouvements, il aura une tête plus grosse, sèche et carrée, une encolure mieux fournie, l'épaule plus ronde et plus musculeuse, le dos, les reins et la croupe doubles sans être trop chargés de muscles, les membres larges et parfaitement d'aplomb.

Le cheval de gros trait, d'une taille ordinairement élevée, sera remarquable par un développement exagéré des masses musculaires; sa tête, quoique carrée, sera pesante et lourde, son encolure volumineuse sans être renversée, ses épaules seront carrées et épaisses, son poitrail sera très-large; son dos, ses reins et sa croupe seront doubles et chargés de chairs; ses membres larges, musculeux et bien d'aplomb; ses jarrets coudés et légèrement crochus.

Maréchalerie.

La maréchalerie comprend la ferrure, qui forme une des parties les plus importantes à étudier de l'hygiène du cheval; une ferrure raisonnée, non-seulement conserve les pieds dans leur intégrité, mais elle obvie aussi à leurs défectuosités, à la fausseté des aplombs, et elle guérit certaines maladies. Il est donc de toute nécessité que les sous-officiers aient des notions premières sur la ferrure, qu'ils sachent qu'elle n'est pas un art purement mécanique, et qu'elle réclame des connaissances sans lesquelles, loin d'être un moyen utile, elle deviendrait nuisible.

Les régles de la ferrure sont basées sur la connaissance de la structure du sabot et de son élasticité.

Du Pied du cheval. Deux sortes de parties constituent le pied; les premières sont intérieures et vivantes; les deuxièmes, extérieures, sont des produits cornés qui entourent et protégent les parties vivantes.

La corne, encore appelée *ongle*, *sabot*, se divise en quatre parties : la paroi, la sole, la fourchette et le périople. La paroi ou muraille (Pl. 12, fig. 4) forme toute la partie de corne qu'on aperçoit, lorsque le pied est posé à terre; elle se subdivise en *pince* ou partie centrale, en *mamelles, quartiers* et *talons* qui terminent postérieurement la circonférence de la paroi. Celle-ci, plus épaisse en pince qu'en mamelle, est très-mince au quartier interne; elle est d'autant plus lisse ou plus vernissée, que le cheval habite des pays plus secs. La muraille du pied présente près des talons, des prolongements rentrants, qu'on nomme *barres* ou *arcs-boutants*. La face interne de la paroi présente une grande quantité de lames longitudinales, molles, auxquelles on donne le nom de *tissu feuilleté de corne*. Le bord supérieur est taillé en biseau, et sert à loger un renflement de la peau nommé *bourrelet*.

La Sole (fig. 3). Elle se trouve à la face inférieure du pied, et forme une plaque de corne à peu près circulaire, mais interrompue postérieurement.

La Fourchette est une espèce de cône de corne placé entre les barres; postérieurement elle est partagée en deux branches par une lacune appellée vide de la fourchette.

La Périople (fig. 3) est un ruban de corne hygrométrique, qui revêt le bord supérieur de la paroi et se prolonge en arrière, sur la base de la fourchette, pour donner lieu aux glômes; son usage est de protéger le biseau de corne contre la dessiccation.

Les parties vivantes renfermées dans le sabot sont : 1° le bourrelet qui est la matrice de la paroi; 2° le tissu *podophylleux* ou *feuilleté de chair*, composé de lames qui s'engrènent avec les feuillets de la corne ; 3° le *tissu velouté* situé en dessous de la sole, et qui lui donne naissance ; 4° enfin l'os du pied et ses cartilages latéraux.

De l'élasticité du pied. La sabot n'est pas, comme on pourrait le croire, une partie inextensible ; voyez l'empreinte que laisse sur un sol mou, les pieds non encore ferrés des poulains, vous observerez que le pied s'est élargi dans la marche ; regardez encore la surface supérieure d'un vieux fer, le poli qui existe sur la partie postérieure de chaque branche explique assez le frottement qui a eu lieu par suite de l'élargissement du pied. D'un autre côté, la disposition des différentes parties de la corne démontre la possibilité d'élasticité dans les talons du pied. Les barres dirigées de bas en haut, et de la circonférence au centre, se rapprochent antérieurement au moment de l'appui et forcent naturellement les talons à s'écarter ; la sole, disposée en voûte, s'affaisse sous la pression du corps ; enfin la fourchette placée comme un coin entre les deux barres, provoque encore l'écartement des talons.

Ces connaissances premières une fois acquises, il est facile de bien comprendre les règles de la ferrure, dont les principes généraux sont d'appliquer sur un pied bien conformé, un fer qui conserve l'intégrité de sa forme, la rectitude de ses aplombs, et mette le moins de limite possible à la liberté de ses mouvements.

De la ferrure. Le fer est une barre de fer inflexible et contournée sur elle-même ; on y distingue deux faces, 2 bords ou rives ; la *voûte* est une partie de la rive interne qui correspond à la pince. Les *branches* s'étendent de la pince aux éponges qui terminent chaque branche ; les *crampons* sont des crochets formés de l'éponge ployée perpendiculairement aux branches ; les *étampures* sont des trous ordinairement au nombre de huit, destinés à recevoir la tête des clous ; l'étampure est *maigre* si elle s'approche du bord externe du fer, elle est dite à *gras* dans le cas contraire. Le *pinçon* est un prolongement triangulaire, mince, pris aux dépens de la rive externe du fer ; le plus souvent il existe en pince ; son usage est de fixer d'une manière plus solide le fer sur le pied. L'*ajusture* est une concavité de la face supérieure du fer, destinée à protéger la sole. La *garniture* s'entend d'une portion de la branche externe qui dépasse la corne.

Le fer à devant a une forme un peu circulaire, il doit être assez long pour protéger les talons ; les étampures placées à une égale distance sont le plus possible éloignées des éponges ; l'épaisseur est partout la même ; la couverture de ses branches est un peu moins grande que celle de la pince, mais la branche interne est un peu plus couverte que l'externe ; l'épaisseur ordinaire est le tiers de la largeur.

Le fer à derrière a une forme moins circulaire ; son épaisseur est beaucoup plus forte en pince que dans les branches où elle diminue insensiblement jusqu'aux éponges ; les étampures disposées de chaque côté, laissent en pince un espace assez grand pour pouvoir élever un pinçon.

Règles de la ferrure. Forger le fer d'après la forme du pied ; étamper plus gras en dehors, plus maigre en dedans ; donner une bonne ajusture ; le fer doit porter également sur la muraille, mais jamais sur la sole ; brocher en bonne corne ; river solidement les rivets à la même hauteur ; parer convenablement la sole et la fourchette sans les affaiblir ; ne pas appliquer long-temps le fer chaud sur le pied ; ne râper que jusqu'aux rivets ; fixer les fers avec des clous en rapport avec la force du fer et la bonté du pied.

Instruments de ferrure. Le fertier, les tricoises, le brochoir, le boutoir, le rogne-pied, la râpe et le poinçon sont les outils indispensables au maréchal-ferrant.

Des différentes formes de pied et de la ferrure appropriée.

Du pied grand. On dit qu'un pied est grand lorsque ses dimensions pèchent par excès en grandeur. Cette conformation qui implique souvent un défaut de solidité de la corne, comporte une ferrure ordinaire ; seulement le fer sera plus léger.

Du pied petit. Il pèche par l'exiguité de ses dimensions, sa paroi est très-dure, sa sole creuse et sa fourchette petite ; ce pied qui se rencontre ordinairement chez les chevaux de race, est exposé à se serrer ; le fer qui lui convient doit être léger, et étampé loin des talons.

Du pied plat (Pl. 12, fig. 2). Il est grand et caractérisé par le défaut d'incurvation de la sole, par des talons bas, par une grosse fourchette et par une corne friable. Cette disposition de la sole expose les parties sous-jacentes à être foulées et comprimées par les inégalités du sol ; aussi ces pieds ont-ils souvent des bleimes et des oignons.

Pour obvier à cette mauvaise conformation, on emploie avec avantage le fer dit couvert (fig. 2), caractérisé par une largeur exagérée des branches ; ce fer est demi-couvert, couvert et très-couvert ; mais plus il est large, moins il doit être épais. Pour appliquer un fer couvert, il faut parer le pied à plat, sans beaucoup toucher à la sole ordinairement très-mince, ni aux talons, ni à la fourchette, et donner au fer une ajusture convenable.

Le pied comble présente à un degré exagéré la défectuosité du pied plat ; la sole, dans ce pied, est bombée et dépasse le bord inférieur de la paroi. Ce défaut a des conséquences très-graves : les parties sous-jacentes à la sole, douloureusement impressionnées par le contact des inégalités du sol, s'enflamment ; delà des bleimes, des oignons et des fourbures partielles.

Le fer à bord renversé pare un peu aux inconvénients d'une sole bombée ; il consiste dans un fer à branches très-couvertes, auquel on a imprimé une ajusture très-profonde dans toute l'étendue des deux tiers postérieurs de sa couverture, tandis qu'on a maintenu plane toute sa circonférence externe dans un espace de trois lignes. La concavité de l'ajusture sert à loger toute la convexité de la sole, et la surface plane de la circonférence fournit un point d'appui au bord plantaire de la paroi.

Le pied encastelé (Pl. 12, fig. 1re) est caractérisé par la direction verticale du sabot, par la hauteur des talons et la profonde incurvation de la sole.

Les conséquences d'une telle conformation sont : 1° l'absence complète d'élasticité ; 2° la compression douloureuse des parties vivantes.

Deux fers ont été conseillés pour remédier à l'encastelure, le fer à planche et le fer à croissant ou à lunettes.

Le fer à planche (fig. 1) a ses éponges réunies par une traverse qui doit offrir une largeur au moins égale à la couverture du fer ; l'usage du fer à planche est de soustraire les talons à l'appui sur le sol, pour la reporter sur la fourchette ; mais il faut que celle-ci soit assez volumineuse pour supporter la traverse, condition qu'on ne rencontre pas souvent dans un pied encastelé ; force est alors de renoncer à ce mode de ferrure.

Le fer à lunette est caractérisé par des branches tronquées, de sorte qu'il ne recouvre que la pince, les mamelles et la moitié antérieure des quartiers ; les talons sont entièrement libres.

Du pied à talons serrés. Il ne pèche que par le défaut d'obliquité et le resserrement des talons ; d'où résulte la compression des parties vivantes.

Le fer à planche ou le fer à croissant, aidé de l'application des corps gras, pallie souvent cette défectuosité.

Le pied étroit, est rétréci dans le sens latéral et s'accompagne souvent du resserrement des talons ; le fer à planche, ou le fer à branches tronquées est le meilleur moyen qu'on puisse employer contre cette conformation défectueuse.

Le pied cerclé est celui qui présente sur sa paroi des éminences et des dépressions circulaires qui peuvent être considérées comme des témoignages irrécusables des irritations, des douleurs dont a été le siége le bourrelet ou matrice de l'ongle.

Des pieds à talons bas et faibles. Dans ces pieds, les talons ont peu de hauteur, sont peu épais et flexibles; ces défectuosités rendent les pieds exposés à être foulés et à devenir bleimeux. Le fer qui leur convient le mieux doit être couvert et à éponges un peu nourries.

Du pied dérobé (Pl. 12, fig. 8). Ce pied offre des éclats ou des brèches au bord plantaire de la paroi; la ferrure obvie complétement à cet inconvénient, il suffit de disposer les étampures de manière à ne pas être obligé de mettre des clous aux endroits dérobés.

Le pied rampin se reconnaît par la direction perpendiculaire de la paroi en pince, et par l'excés de hauteur des talons. Cette conformation nuit peu aux services que rendent les chevaux; mais elle les dispose à se bouleter. Les moyens que fournit la ferrure contre cette défectuosité ne doivent être employés que progressivement; on diminue petit à petit la hauteur des talons sans toucher à la pince, et on adapte au pied un fer à éponges minces, et dont la pince déborde un peu la paroi.

Le pied pinçard, est celui qui ne fait son appui que sur la pince (Pl. 12, fig. 7), par suite de la rétraction des tendons. Le fer approprié à cette conformation, est le fer dit à pince prolongée, c'est-à-dire, dont la pince se prolonge tellement qu'elle dépasse beaucoup en avant la paroi.

De la ferrure considérée dans ses rapports avec les aplombs.

Lorsque le pied est de travers, on a soin de ne pas toucher au côté le plus bas, pour abattre avec le boutoir, autant que possible, le quartier le plus élevé, et d'adapter au pied un fer dont l'une des branches est assez épaisse pour suppléer au défaut d'élévation du quartier. Si le défaut est tellement prononcé que les moyens ci-dessus soient insuffisants, on se sert du fer à bosses, caractérisé par la présence à sa face inférieure, d'éminences ou bosses plus ou moins saillantes.

Du cheval qui forge (Pl. 12, fig. 6). Quelquefois à l'allure du trot le cheval atteint, avec la pince des membres postérieurs, soit la face plantaire, soit les talons, soit les tendons des membres de devant. On peut dans quelques-uns de ces cas remédier à ce défaut par la ferrure : on abat les talons sans toucher à la pince des pieds de devant, et l'on met au sabot un fer épais en pince et mince en talons ; la voûte en sera rétrécie si le cheval forge en pince, et les éponges seront tronquées s'il forge en talons. Quant aux membres

7

postérieurs, on abattra la pince sans toucher aux talons ; et on adaptera au pied un fer à pince tronquée avec de forts crampons.

Du cheval qui se coupe. Un cheval est dit se couper, lorsque, dans ses allures, l'un des membres des bipèdes antérieurs ou postérieurs heurte et blesse le correspondant. Pour ce défaut il faut chercher à diminuer le diamètre du sabot du côté interne, en arrondissant autant que possible ce côté avec la râpe ; placer ensuite sous le pied un fer dont la branche du dedans, épaisse et taillée en biseau sur la rive externe et à l'éponge, est dégarnie d'étampures. Fer à la turque (Pl. 12, fig. 5.)

De la ferrure à froid.

La ferrure à froid, dans laquelle le fer est adapté sur le pied sans être chauffé, offre des avantages et des inconvénients qui divisent les opinions sur son utilité réelle ; car, si elle fait cesser les accidents, souvent assez graves, qui résultent quelquefois de la ferrure à chaud, tels que le desséchement de la corne, les bleimes, la sole brûlée, etc., etc., son application longue et difficile entraîne après elle des inconvénients aussi grands, que le *podomètre*, de M. Riquet, modifié par M. Laborde, ne fera jamais disparaître ; ces inconvénients sont : 1° le défaut de solidité du fer fixé sur le pied, et les conséquences fâcheuses qui en découlent ; 2° la difficulté qu'auront à vaincre nos maréchaux dont le plus grand nombre est médiocrement habile, pour ferrer convenablement à froid.

Nous croyons donc qu'avant d'adopter ce mode de ferrure d'une manière générale, il faut se livrer à de nouvelles expériences comparatives, surtout dans les régiments d'artillerie où les différentes formes de pied du cheval, sont si multipliées, et où le service des chevaux est double ; alors seulement on pourra apprécier par les résultats obtenus, laquelle de ces ferrures mérite la préférence.

Hygiène du cheval.

L'Hygiène vétérinaire est une partie de la médecine préservative qui a pour objet la connaissance des choses salutaires, utiles et des choses nuisibles aux animaux, et qui a pour but leur conservation. D'après cette définition, on voit que cette étude doit comprendre toutes les causes qui peuvent influer directement ou indirectement sur la santé des animaux.

Bien que l'utilité de cette partie du cours d'hippiatrique, soit généralement appréciée, nous croyons cependant que dans les régiments on ne lui reconnaît pas toute l'importance qu'elle mérite, et nous avons la conviction que si, une fois, les sous-officiers d'artillerie et de cavalerie possédaient des notions justes et exactes sur l'Hygiène hippique, on verrait bientôt cesser une des causes les plus puissantes de maladies et conséquemment de mortalité parmi les chevaux de troupe.

Aussi donnerons-nous à ce chapitre, tous les développements nécessaires pour que l'étude en soit facile et profitable, sans néanmoins nous attacher aux minutieux détails que l'homme de l'art seul a besoin de connaître.

De l'air.

La respiration, comme nous le savons, est la fonction la plus essentielle à la constitution du corps animal; c'est elle, en quelque sorte, qui l'animalise ; aussi un air pur est-il la première condition de son existence ; mais cet air n'agit pas seulement à l'intérieur, il exerce encore à la surface du corps, une influence plus ou moins directe ; nous allons donc l'examiner sous ces deux points de vue.

L'Air à l'état de pureté est un fluide invisible, inodore, élastique et pesant, composé de 79 parties d'azote et 21 d'oxigène ; mais le plus souvent il contient d'autres gaz qui en altèrent plus ou moins les qualités ; l'acide carbonique, par exemple, s'y trouve toujours mélangé dans des proportions différentes. L'air chargé de 5 parties d'acide carbonique sur 1,000, peut servir à la sanguification ; pourvu qu'il soit convenablement renouvelé ; si la proportion de ce gaz se trouve sensiblement augmenté, si, par la putréfaction de matières organiques, ou par une multitude d'autres causes, il s'en ajoute d'autres, tels que l'ammoniaque, l'hydrogène, l'hydrogène sulfuré, deuto-carboné, etc., etc., il devient impropre à la respiration, asphyxie les animaux, ou détermine une perturbation générale dans toutes les fonctions.

L'oxigéne, ou gaz vital, est le seul qui serve à la respiration ; l'azote qui s'y trouve mélangé, ne sert qu'à modérer son action ; car sans lui, l'oxigène, par l'excès de vitalité qu'il communique au sang, détermine bientôt des phénomènes d'asphyxie.

Action de l'Air à l'extérieur. L'eau réduite à l'état de vapeur et le calorique mélangés à l'Air, donnent à ce dernier des propriétés remarquables qu'il est nécessaire d'examiner.

L'Air sec et chaud de 10 à 12 degrés est très-favorable à la santé des animaux ; il pénètre leurs organes d'une douce chaleur, les excite d'une manière convenable, et facilite l'excrétion des matières nuisibles, par une dilatation légère des pores de la peau ; mais si la chaleur de l'air est plus élevée, l'action vitale repoussée au dehors produit une déperdition abondante ; les humeurs augmentent de consistance, et reçoivent une condition qui favorise la tendance qu'elles ont vers la putréfaction ; de là, l'indication d'abriter le mieux possible les chevaux, de leur administrer des tempérants (eau acidulée ou nitrée) et de leur faire prendre de grands bains.

L'Air sec et froid, au contraire, resserre toutes les fibres, s'oppose à l'évaporation, donne de la tonicité aux tissus et repousse l'action vitale au dedans. Les animaux ont plus d'appétit, plus de gaieté, plus d'énergie ; cependant, si le froid est trop intense, la circulation se ralentit et par conséquent la vie languit dans tous les organes.

L'Air humide et *chaud* dilate les pores de la peau, verse dans la circulation une partie de sa partie aqueuse, qui pénètre dans les organes, les relâche et produit à la longue une débilité générale.

L'Air froid et *humide* est plus pernicieux encore ; car le froid, tout en arrêtant la transpiration sensible, sans empêcher l'absorption de l'Air par les vaisseaux absorbants ; tous les organes souffrent, les digestions deviennent difficiles, et les animaux ne tardent pas à tomber malades.

Enfin les courants d'air, en déterminant presque toujours des arrêts de transpiration, donnent lieu à des accidents souvent graves. Dans ces circonstances, le sang se porte brusquement de la superficie aux organes internes, dans lesquels cette accumulation ralentit la circulation ; d'où résulte leur congestion et leur inflammation.

Des habitations.

Les Écuries demandent dans le choix de leur emplacement et dans leur construction un raisonnement hygiénique que les personnes, qui s'occupent de chevaux, ne doivent pas ignorer.

Pour être saines, les écuries doivent être exposées à l'Est, bâties sur un sol sec et élevé, et éloignées du voisinage des lieux où il se produit des émanations putrides. Les écuries basses, humides, placées à proximité de mares d'eaux croupissantes qui contiennent des matières organiques en putréfaction, sont pour les chevaux des causes puissantes de maladies.

De leur construction. La grandeur des écuries doit être telle que chaque cheval occupe une distance d'un mètre 40 centimètres ; dans une écurie à un rang, sa largeur doit être de trois mètres depuis le râtelier jusqu'à la croupe du cheval, et de 2 mètres du cheval au mur opposé ; dans une écurie à deux rangs, où les chevaux sont attachés à un double râtelier médian, la largeur doit être la même pour chaque rang ; mais si les chevaux se correspondent par la croupe, il suffit qu'il y ait un intervalle de trois mètres entre les extrémités postérieures des chevaux de chaque rang. Cette économie de terrain, ne compense pas selon nous, les avantages qu'offre la 1re écurie, car dans celle-ci les chevaux ne sont pas incommodés par une vive lumière.

Hauteur des écuries. Il est assez difficile de déterminer par le raisonnement la hauteur des écuries, car, pour y parvenir, il faut tenir compte d'une foule de circonstances qui peuvent varier à chaque instant. Cependant elles ne doivent pas avoir moins de quatre mètres de haut.

Les voûtes sont toujours préférables aux planches et même aux plafonds ; elles maintiennent les écuries plus chaudes en hiver et plus fraîches en été.

Les barres sont arrondies et empaillées, elles limitent la place que doit occuper chaque cheval. Elles doivent être placées de manière que, près de l'auge, elles atteignent le tiers supérieur de l'avant-bras, et au côté opposé, qu'elles correspondent à 6 ou 7 doigts au-dessus des jarrets.

Des ouvertures. Elles seront assez nombreuses et disposées de manière que l'air puisse facilement être renouvelé. Les fenêtres, placées à un mètre au-dessus des râteliers, seront à espagnolettes ; des soupiraux qu'on pourra fermer à volonté, seront avantageusement pratiqués sous les mangeoires pour rendre facile la circulation des couches inférieures de l'air ; les portes enfin seront suffisamment larges pour que les chevaux puissent entrer et sortir facilement.

Les râteliers sont des espèces de grillage de la hauteur de 90 centimètres, que l'on place devant les chevaux, ou droits ou inclinés. Les premiers placés à une certaine distance du mur ont sur les autres un avantage assez grand, c'est de supporter les fourrages de manière que leur poussière ne tombe ni dans les yeux ni dans la crinière des chevaux.

Les auges sont construites en bois ou en pierre ; ces dernières sont préférables, en ce qu'elles sont beaucoup plus faciles à tenir propres.

Tenue des écuries.

Les écuries demandent à être entretenues dans le plus grand état de propreté. Dès le matin laver et nettoyer les mangeoires, relever la litière, enlever le fumier, balayer le pavé ; dans la journée enlever immédiatement les crottins sans les entasser dans un coin de l'écurie, faire le balayage après chaque repas ; le soir préparer une bonne litière sous le cheval, constituent le service des hommes d'écurie, quant aux soins de propreté.

La litière devra être maintenue aussi sèche que possible par tous les moyens qu'on a à sa disposition. Il devrait même y avoir dans chaque quartier de cavalerie, des hangars sous lesquels on disposerait à différentes hauteurs des claies, pour faire sécher la litière dans les saisons pluvieuses.

Désinfection des écuries.

Si une écurie a été occupée par des chevaux *atteints* de maladies contagieuses, elle doit être désinfectée avant d'y loger des chevaux sains. Dans cette opération, on se base sur le genre de maladies des chevaux. Pour le farcin et la morve, on se bornera à gratter et à laver d'abord à la grande eau, les auges, les râteliers et les pavés, puis avec une dissolution concentrée de chlorure d'oxide de sodium. (Pour une écurie de 12 chevaux 6 bouteilles de Labarraque dans 72 bouteilles d'eau suffisent). Mais dans le cas où les chevaux auraient été atteints d'autres maladies contagieuses, le Vétérinaire seul peut juger, de ce qu'il convient de faire.

De l'alimentation.

L'alimentation a pour but de fournir à l'économie, les principes nécessaires à son entretien. Les substances alimentaires sont toutes tirées du règne organique.

Dans l'histoire des aliments, nous adopterons la division qui les distingue en aliments solides et en aliments liquides.

Les aliments solides, pour le cheval qui se nourrit exclusivement de végétaux, sont secs ou verts; les liquides, simples ou composés. Les aliments secs, c'est-à-dire ceux qui sont privés de leur eau de végétation, comprennent les foins ou fourrages, les pailles et les grains.

Les foins se recueillent dans les prairies naturelles, et les fourrages dans les prairies artificielles.

Des prairies naturelles. Ces prairies sont ainsi appelées, parce qu'elles ne sont l'objet d'aucun soin de culture, sauf celui de l'ensemencement. D'après leur exposition, elles sont distinguées en prairies hautes, basses et moyennes, en prairies de 1re, 3e et 2e qualité.

Dans les prairies hautes, situées à mi-côte se trouvent les plantes les plus succulentes et les plus nutritives, qui appartiennent en grande partie aux familles des graminées et des légumineuses. Telles sont, dans les premières, la flouve odorante, les vulpins, le fléau des prés, les agrostis, la houque laineuse, les méliques, les avoines, les paturins, les bromes, les fétuques, les ivraies, etc., etc.; parmi les légumineuses, les lupins, les tréfles, les luzernes, les mélilots, etc, etc.

Les prairies basses, situées dans des lieux bas, humides et marécageux, fournissent un foin excessivement abondant, mais de très-mauvaise qualité. On y trouve peu de graminées, quelques légumineuses, mais beaucoup de joncs, de carex, de prêles, de renoncules, etc., etc.

Les prairies moyennes, situées dans des plaines, fournissent un foin de 2e qualité.

La nature et la qualité des plantes varient encore selon le climat, le sol et les propriétés de ce dernier.

Du foin

Non seulement le foin tient ses qualités de la nature des plantes qui le composent, mais pour être bon, il faut encore qu'il soit récolté en temps opportun et d'une manière convenable, à l'époque de floraison.

Caractères du foin de 1re *qualité :* Couleur verte, ni foncée ni claire, odeur agréable, saveur douce et sucrée, tiges minces et courtes, ne se brisant pas trop aisément. Celui de 2e qualité présente à peu près les mêmes caractères, seulement les brins sont moins fins, et souvent entremêlés de plantes à grosses tiges et à larges feuilles ; cette 2e qualité est celle dite marchande, qui se rencontre généralement dans les magasins militaires. Le foin de 3e qualité est vert foncé, ses tiges et ses feuilles sont grosses, dures et coriaces ; son odeur est plus ou moins vireuse.

Altérations des foins. Les foins, par plusieurs causes, peuvent se trouver plus ou moins avariés, nous devons donc parler de chacune des altérations qu'ils peuvent subir, en indiquant les moyens d'y remédier.

Les foins cassants sont trop secs ou trop vieux, appètent peu les chevaux, et donnent souvent lieu à des indigestions. Il faut les humecter, ou mieux les arroser avec de l'eau salée, avant de le donner aux chevaux.

Les foins échauffés et *poudreux* ont été récoltés mouillés ; alors ils deviennent le siége d'une fermentation putride qui décompose le principe nutritif et réduit le parenchyme des plantes en poussière. Ces foins ainsi altérés ont une couleur obscure et une odeur de moisi bien prononcée ; ils ne peuvent dans aucun cas servir à la nourriture des chevaux.

Les foins rouillés présentent sur leurs tiges une poussière jaunâtre, plante parasite de la famille de champignons, qui communique aux foins des propriétés très-nuisibles.

Les foins vasés ont leurs tiges couvertes d'une espèce de limon déposé par les eaux. Ces foins très-pernicieux peuvent, lorsqu'ils ont été bien secoués et arrosés d'eau salée, faire partie en petite quantité de la ration alimentaire.

Les foins trop jeunes, qui n'ont point encore fermentés, sont appétés par les animaux qui les mangent avec avidité, mais ils déterminent des indigestions fréquentes et très-graves. Mélangés à la paille, ils perdent une partie de leurs inconvénients.

Les foins trop vieux ne sont plus nutritifs ; ils se reconnaissent à leur couleur jaunâtre et à leurs tiges qui sont cassantes.

Des prairies artificielles. Ces prairies sont entièrement dues aux soins de la culture ; elles fournissent d'abondantes récoltes, et forment des fourrages qu'on ne tardera pas à faire entrer en partie dans la ration régimentaire, bien qu'ils se conservent moins bien que les foins ; les prairies artificielles fournissent aussi les plantes les plus estimées pour la nourriture verte des chevaux.

En France, l'orge, la luzerne, le sainfoin et le trèfle font le plus généralement la base des prairies artificielles.

Des pailles.

On entend par paille, les tiges sèches et dépourvues de grains du blé, du seigle, de l'orge et de l'avoine. En général, les pailles participent toujours des propriétés des grains, aussi devra-t-on préférer les pailles de blé à celles de seigle, d'orge et d'avoine.

Les caractères des bonnes pailles sont : tiges minces et flexibles, couleur d'un blanc mat ou jaune doré, odeur agréable ou presque nulle, saveur douce et sucrée. Quelquefois on y trouve différentes plantes qui ajoutent à leurs qualités ; elles sont dites fourragères.

Les pailles, comme les foins, peuvent être rouillées et moisies.

La paille trop vieille a perdu toutes ses propriétés nutritives.

Des grains.

Les grains sont les parties des plantes qui contiennent le plus de principes nutritifs sous un très-petit volume.

Le Son, qui forme l'enveloppe extérieure des grains, est une substance ligneuse qui ne doit, dans aucun cas, faire partie du régime alimentaire ; il sert seulement à enlever à l'eau sa crudité.

L'Avoine, par ses principes nutritifs et par le principe résineux excitant que contient son écorce, est la plante des céréales qui fournit les meilleurs grains pour la nourriture du cheval habitant les contrées septentrionales ; dans les pays chauds, on la remplace avantageusement par l'orge.

L'avoine, quelle que soit sa couleur, sera bonne lorsqu'elle sera lourde, pesante à la main, coulant et s'échappant facilement entre les doigts, dont l'écorce sera lustrée et brillante, l'amande blanche et sucrée, d'une saveur agréable, enfin qu'elle ne contiendra aucun corps étranger, tel que gravier, terre, cailloux, poussière, graines d'ivraie, de fausses moutardes, etc., etc.

L'avoine trop nouvelle, qui n'a pas encore subi son entière dessication, est dangereuse à donner sans précaution. L'avoine trop vieille est souvent germée et elle est très malfaisante. On reconnaît que l'avoine est germée lorsque les grains présentent près de leur base plusieurs filaments jaunâtres.

L'orge, plus nourrissante que l'avoine sans avoir les propriétés excitantes de cette dernière, convient beaucoup aux chevaux habitant les pays méridionaux ; elle est rafraîchissante, et pour cela, son usage doit être alterné avec celui de l'avoine, au moment des grandes chaleurs. La bonne orge est pesante, non ridée, d'une moyenne grosseur, sans mauvaise odeur et sans être chargée de poussière ou de tout autre corps étranger.

Le froment étant excessivement nourrissant, ne peut être donné que momentanément, dans le but de relever les forces épuisées d'un animal.

Le seigle ne s'emploie en farine que comme rafraîchissant.

Le maïs ou *blé de Turquie* convient généralement peu aux chevaux, il fatigue l'estomac ; cependant il sert de nourriture aux chevaux de l'Asie, de l'Afrique et de l'Amérique.

Dans les circonstances difficiles on pourrait, avec discernement, remplacer l'avoine par la féverolle, le sarrasin, les pois, les vesces lentilles, etc.

Plusieurs racines conviennent assez aux chevaux ; la carotte, par exemple, fraîche, abondante en sucs nutritifs, n'a pas même l'inconvénient des autres racines, telles que les betteraves, pommes de terre et navets, celui de débiliter promptement l'économie ; elle contient un principe résineux excitant qui doit toujours la faire préférer ; elle remplace avantageusement l'avoine pour ramener les forces des chevaux épuisés par une longue maladie.

Des Aliments liquides.

L'Eau à l'état liquide sert seule à abreuver les chevaux ; dans son état de pureté, elle est composée de deux parties d'oxigène et une d'hydrogène ; mais toutes les eaux contiennent plus ou moins quelque peu de sulfate ou de carbonate de chaux.

Les eaux, pour être bonnes, doivent être claires, limpides, inodores et sans saveur, contenir une certaine quantité d'air et jouir de la propriété de dissoudre le savon. Ainsi employées, elles calment la soif, facilitent les digestions, et entretiennent la souplesse des tissus que la transpiration tend toujours à détruire.

L'Eau trop froide impressionne désagréablement la muqueuse de l'estomac, et rend par conséquent les digestions difficiles.

Les eaux de rivières peu profondes, coulant sur un lit de sable, sont préférables ; celles de source ou de puits sont trop fraîches, dépourvues d'air et chargées de sels calcaires ; aussi doit-on les faire tirer en été plusieurs heures avant de les donner, les faire agiter avec des poignées de paille ou d'osier ; en hiver, ne les tirer qu'au moment de s'en servir.

Les eaux de mares sont toujours très-nuisibles.

Les eaux servent encore de base aux boissons nourrissantes, rafraîchissantes, et tempérantes.

Composition de la Ration réglementaire.

Artillerie. En paix et station, foin 5^k, paille 5^k, avoine 5^k,6^h ; paix en route, foin 6^k, paille 3^k, avoine 4^k,2^h ; en guerre, foin 7^k, paille 4^k, avoine 4^k,2^h; la cavalerie de ligne, même composition.

Cavalerie légère : Paix en station, foin 4^k, paille 5^k, avoine 3^k ; en route, foin 5^k, paille 5^k, avoine 3^k,8^h ; en campagne, foin 6^k, paille 3^k, avoine 3^k,8^h.

Grosse cavalerie : Paix en station, foin 5ᵏ, paille 5ᵏ, avoine 3ᵏ,6ʰ; en route, foin 6ᵏ, paille 3ᵏ, avoine 3ᵏ,8ʰ; en campagne, foin 7ᵏ, paille 3ᵏ, avoine 4ᵏ,2ʰ.

Des chevaux au Vert.

La nourriture exclusive du vert n'offre pas, d'après nous, les avantages qu'on lui attribue généralement, même pour les chevaux malades ou souffrants auxquels elle paraîtrait d'abord convenir; il sera sage de ne soumettre à ce régime, encore avec beaucoup de circonspection, que les chevaux jeunes, qui, ayant été atteints de maladies franchement inflammatoires, ont eu une convalescence longue et pénible; mais il faudra toujours en bannir ceux dont le tempérament est essentiellement lymphatique, et ceux qui sont sous l'influence d'altérations profondes des liquides.

La nourriture verte, par l'abondance de ses principes aqueux, relâche tous les tissus, surtout ceux des voies digestives, son premier effet est donc laxatif; ensuite elle facilite le transport et la répartition dans les organes, de l'élément réparateur; c'est son effet salutaire, qui est rendu quelquefois tellement sensible sur les chevaux qui y sont bien disposés, que leur engraissement est, pour ainsi dire, instantané; d'où résulte une pléthore qu'on est obligé de combattre par la saignée; mais, sur les chevaux lymphatiques, son action débilitante devient la cause d'une infinité de maladies, telles que la morve et le farcin.

L'époque et la durée du vert ne peuvent être précisées d'une manière fixe : la première est basée sur l'état de la végétation, et a lieu ordinairement au printemps ; la deuxième dépend de plusieurs causes, telles que : l'âge du cheval, le genre de maladie dont il a été atteint, son aptitude à recevoir les bons effets du vert, la nature et les qualités des plantes qui composent le régime, etc. ; mais en général, dans les régiments, on laisse les chevaux au vert pendant 25 à 30 jours.

Méthode de donner le vert. Sans entrer dans aucun détail relativement aux différentes méthodes de donner le vert, nous dirons que, dans les régiments, on fait généralement prendre le vert à l'écurie ; c'est la meilleure méthode, car rien ne se perd ; toutes les plantes sont mangées, et l'on peut plus facilement régler le régime comme le prescrit une circulaire ministérielle : ne jamais faire passer brusquement les chevaux de la nourriture sèche au régime vert, mais n'y arriver que progressivement, de même que pour les remettre à la nourriture sèche ; on évite de cette manière de graves accidents. La ration réglementaire du vert est de 40 kilog.

Les plantes employées pour le vert, sont généralement tirées des prairies artificielles ; on doit préférer le sainfoin à la luzerne et celle-ci au trèfle.

Pendant toute la durée du vert, les chevaux seront exemptés de tout service ; ils seront seulement promenés au pas pendant deux heures, et le pansement sera exactement et complètement fait deux fois par jour.

Des soins de propreté.

Du pansage. Le pansement de la main est d'une première importance : il a non seulement pour but cette propreté extérieure qui flatte l'œil, mais il favorise la circulation des liquides et l'excrétion cutanée appelée transpiration insensible. Le liquide de la transpiration, en se refroidissant, se concrète et se réduit en poussière grisâtre, qui, en s'accumulant, finit par obstruer les pores de la peau et rendre la transpiration impossible, si elle n'est incessamment enlevée ; donc le pansage est de première nécessité.

Les instruments du pansage sont : l'étrille, la brosse, le bouchon, l'époussette et l'éponge. On commence par l'étrille qu'on passe légèrement sur toutes les parties du corps, en ménageant surtout les parties osseuses que la peau seule recouvre ; après cela on se sert du bouchon qu'on emploie principalement pour les membres et la tête ; avec l'époussette, on enlève la poussière détachée par l'étrille et le bouchon ; enfin, l'étrille d'une main et la brosse de l'autre, on achève d'enlever la poussière, et on produit sur les membres un frottement qui facilite la circulation et prévient leur engorgement.

L'éponge étant plusieurs fois fortement imbibée d'eau, on lave les yeux, les naseaux, la crinière, la queue, le fondement, le fourreau et les jambes ; avec le peigne, on démêle et on lisse les crins.

Des bains. Ils sont divisés en bains locaux et en bains généraux : les premiers ne sont employés que comme moyens thérapeutiques ; les bains généraux, au contraire, sont des moyens hygiéniques dont on doit profiter en temps opportun. En été, les bains de rivière plaisent infiniment aux chevaux, ils les délassent, les rafraîchissent et facilitent la circulation du sang ; mais ils ne doivent pas être trop fréquents et trop longtemps continués, car ils deviendraient débilitants.

Relativement au moment de faire prendre les bains, les avis sont partagés : des Vétérinaires conseillent de conduire les chevaux à la rivière, au pansage du soir, avant de les faire boire ; d'autres veulent le contraire, et selon nous ils ont raison, car les chevaux ayant bu, arrivés à la rivière, restent tranquilles, ne s'arrêtent pas pour boire, pensent moins à se coucher ; d'où il résulte plus d'ordre dans la colonne et moins de causes d'accidents.

Du Travail.

Le travail reconnaît trois degrés bien distincts : l'exercice, le travail ordinaire et le travail forcé.

L'exercice est tout-à-fait nécessaire à l'entretien de la santé : il favorise le transport des sucs nutritifs dans toutes les parties du corps. La promenade est donc indispensable à la santé des animaux.

Le travail ordinaire exige l'emploi de plus grandes forces musculaires, mais sans aucun trouble pour la santé ; la nourriture et le repos réparent promptement les pertes qu'il occasionne.

Enfin le travail outré, accidentel, produit une fatigue que quelques jours de repos dissipent assez facilement; mais s'il est continu, le cheval est bientôt épuisé, il maigrit, perd son appétit et s'use très-promptement.

Considérations sur l'âge, le sexe et le tempérament.

L'âge établit trois périodes dans la vie du cheval : enfance et jeunesse, âge adulte, et vieillesse.

Dans les premiers mois de sa naissance, le cheval a une organisation particulière : sa tête, son ventre et ses articulations ont un volume considérable ; ses extrémités sont longues ; sa poitrine est étroite et sa peau recouverte d'une véritable bourre ; mais plus tard son cou s'allonge, s'élargit progressivement ; le garrot s'élève, la croupe s'arrondit, enfin les formes ont plus de grâce et les crins et les poils remplacent son premier pelage ; c'est aussi à cette époque que, par suite du travail de la dentition, la tête devient le siége d'une surexcitation remarquable qui donne lieu aux maux d'yeux et aux gourmes.

A cinq ans, chez un cheval, les pertes et les principes réparateurs se font équilibre, les formes ont acquis tout leur développement; mais les tissus ne jouissent de toute leur force et de toute leur énergie qu'à six ans. Aussi c'est à ce moment que le cheval est le plus propre à supporter les travaux auxquels il peut être soumis.

La vieillesse commence à des époques qui varient suivant la race du cheval, le régime et le travail auxquels il a été soumis ; elle s'annonce par une diminution presqu'insensible du volume du corps ; la colonne vertébrale s'enselle et s'exostose, les membres deviennent droits, tarés et faibles, la vue baisse, et bientôt l'animal ne peut plus rendre de service.

Du sexe. La suppression des organes principaux de la génération amène, dans l'économie, des changements très-sensibles : ainsi, le cheval entier, fier, courageux et doué d'une force prodigieuse, perd par la castration une partie de ses avantages ; il devient mou, craintif, moins fort et offre une durée de service bien moins longue.

Des tempéraments. On entend par tempérament la manière d'être, propre et particulière à chaque individu, et qui diffère suivant la prédominance de certains systèmes.

On reconnait quatre tempéraments bien distincts : ce sont les tempéraments sanguin, lymphatique, nerveux et nervoso-sanguin.

Le tempérament sanguin, celui où le système sanguin prédomine, se reconnaît à la couleur rouge des muqueuses apparentes, au grand développement des vaisseaux sous-cutanés ; l'embonpoint est médiocre, les muscles bien dessinés, la peau souple et le poil le plus ordinairement d'une couleur franche et décidée. Les chevaux doués de ce tempérament sont énergiques.

Le tempérament lymphatique, celui où la lymphe l'emporte sur les autres liquides, se distingue par un embonpoint qui tient de l'obésité, par la mollesse de tous les tissus, par une peau épaisse, des poils grossiers et très-fournis, des membres engorgés, une tête empâtée, des pieds plats. Avec ce tempérament les chevaux sont prédisposés aux maladies qui reconnaissent pour cause la débilité du sang ; ils demandent donc à être soumis à un régime tonique et excitant.

Le tempérament nerveux, celui où le système nerveux prédomine, a pour caractère essentiel un excès de sensibilité jointe à une très-grande irrégularité dans l'exercice des fonctions. Les chevaux nerveux sont ordinairement doués d'une grande ardeur, qui, n'étant pas en rapport avec leur conformation extérieure, devient pour eux une cause de ruine prématurée ; aussi demandent-ils de très-grands ménagements et doivent-ils être conduits avec douceur.

Le tempérament nervoso-sanguin, résultant du mélange des tempéraments nerveux et sanguins, réunit la force et l'ardeur ; il se reconnaît à la couleur rose-jaunâtre des conjonctives, et à la sécheresse des membres et de la tête. On le rencontre ordinairement chez les chevaux de races distinguées.

Des soins à donner aux chevaux en route.

Les premières précautions à prendre, lorsqu'on doit faire une longue route, sont : d'y préparer graduellement les chevaux par des promenades militaires qui dureront les derniers jours, de 4 à 5 heures ; de s'assurer du bon état de la ferrure, de l'approvisionnement des maréchaux, si les objets qui composent le harnachement sont solides et bien ajustés. L'étape sera faite d'une seule traite, en ayant soin de faire plusieurs haltes de 5 à 10 minutes, pour laisser respirer les chevaux, et une grande halte de 30 minutes au milieu de la distance à parcourir. Le départ, en été, devra toujours avoir lieu assez matin pour arriver au gîte avant les grandes chaleurs ; une fois arrivé, on déharnachera entièrement les chevaux, en ayant la précaution de sécher le corps du cheval par un vigoureux bouchonnement, d'éponger les yeux et les naseaux, et de couvrir le dos des animaux avec des poignées de paille qu'on assujétira avec la couverte et le surfaix. On donnera ensuite la demi-ration d'avoine que chaque cavalier a dû conserver la veille.

On ne doit jamais négliger de visiter chaque jour les pieds des chevaux ; de s'assurer que ces derniers ne se blessent pas sur le garrot, sur les reins, au passage des sangles et au cou ; enfin, de veiller à ce que chaque cheval ait toutes les facilités pour bien reposer.

Pathologie.

Nous nous bornerons à tracer dans ce petit ouvrage l'histoire seulement des accidents qui surviennent le plus fréquemment, et dont quelques-uns demandent de prompts secours.

De l'indigestion. On nomme indigestion tout trouble passager et subit de la digestion.

Causes : Toutes les maladies de la muqueuse gastro-intestinale, les aliments trop échauffants, un repas copieux après un jeûne prolongé, l'impression subite du froid sur la muqueuse stomacale, l'exercice violent immédiatement après le repas, la mauvaise qualité des aliments, etc., sont autant de causes qui peuvent troubler les fonctions digestives ; encore faut-il que le cheval y soit prédisposé par un état intérieur qu'on peut difficilement connaître.

Symptômes : L'indigestion se déclare ordinairement après le repas : l'animal cesse de manger, bâille fréquemment, il est inquiet, il regarde son flanc, gratte le sol avec les pieds de devant, cherche à se coucher, se roule, le pouls est petit et concentré, sa bouche est chaude et pâteuse ; sa tête offre une physionomie de souffrance bien prononcée ; souvent aussi il y a gonflement plus ou moins fort des flancs.

Quelquefois l'indigestion prend un caractère très-inquiétant : le cheval se livre à des mouvements désordonnés et a une tendance continuelle à se porter en avant, il pousse au mur ; alors l'indigestion est dite vertigineuse.

Traitement. Le plus ordinairement les indigestions combattues au début cèdent à un traitement très-simple : des lavements émollients, des frictions sèches sur tout le corps, une promenade légère, et l'administration de breuvages mucilagineux suffisent pour les guérir ; mais le moindre retard aggrave beaucoup le mal ; il faut alors avoir recours aux breuvages éthérés, et même à l'ammoniaque s'il y a ballonnement (de 25 à 30 grammes dans un litre d'eau froide). Enfin, quand les symptômes sont plus alarmants, que le cheval se roule et se tourmente beaucoup, on pratique avec succès une saignée de 10 à 12 livres de sang. Mais il sera toujours sage, dans cette circonstance, de consulter un Vétérinaire.

De la fourbure. Cette maladie particulière aux animaux pourvus de sabot, consiste dans une congestion du tissu vivant du pied, puis dans une véritable inflammation de ce tissu.

Causes : Travail excessif, outré ou longtemps continué, repos absolu, nourriture abondante et très-nourrissante, mauvaise ferrure, etc.

Symptômes : Chaleur considérable de tout le pied, extrême sensibilité, douleur qui force l'animal à s'appuyer sur les autres membres pour soulager celui ou ceux qui sont malades ; dans le repos, attitude incertaine, quelquefois tremblements partiels des muscles, des membres. Si ce sont les membres antérieurs qui sont attaqués, le cheval est campé du devant, et sous lui du derrière ; si les membres postérieurs sont malades, le cheval a ses quatre membres engagés sous le centre de gravité ; soumis à l'allure du pas, le cheval marche toujours très-difficilement ; fourbu des pieds de devant, l'appui se fait en talon pour les quatre membres ; mais si la maladie existe aux pieds postérieurs, l'appui de ceux-ci seulement se fait en talon, les antérieurs, au contraire, posent par leur pince ; enfin si les quatre

membres sont fourbus, le cheval se tient très-difficilement debout ; il reste toujours couché.

Traitement. Cette maladie, attaquée dès le début,
résiste rarement à de fortes saignées de 10 livres
chacune, répétées deux et trois fois dans 24 heures,
à des bains d'eau froide, à des cataplasmes astringents
faits avec la terre glaise détrempée dans une dissolution
vinaigrée de sulfate de fer, et appliqués autour des
pieds malades, enfin à une diète sévère. Les boissons
nitrées, les lavements émollients, les frictions d'essence
de térébenthine sur les membres, aident aussi à la
guérison.

Sans décrire en détail les symptômes différentiels
des maladies connues sous les noms de gourmes, de
catarrhe et de morve, nous pensons qu'il est utile
aux sous-officiers de connaître les principaux caractères du cheval morveux ou seulement suspect de
morve, pour qu'ils puissent eux-mêmes prendre à
temps les mesures d'isolement nécessaires dans cette
circonstance.

Si un cheval qui, avec toutes les apparences extérieures de santé, a conservé son appétit et sa gaîté,
présente dans la cavité de l'auge un engorgement
circonscrit, dur, adhérent et sensible à la pression,
on doit le regarder comme suspect de morve, et par
cela même le séparer immédiatement des autres ; si, indépendamment de cet engorgement des ganglions, il jette
par une narine ou par les deux, que la matière du
jetage soit épaisse, jaune-verdâtre et adhérente aux
ailes du nez, qu'il existe sur la muqueuse des naseaux

des plaies ulcéreuses, il est morveux au troisième degré, et demande à être séquestré sur-le-champ ; la place qu'il a occupé, ainsi que les harnais ou les parties de harnachement qui lui ont servi, doivent en outre être désinfectés par le chlorure d'oxide de sodium de Labarraque, avant d'être de nouveau employés.

Des atteintes. On nomme ainsi des meurtrissures qu'un cheval reçoit des autres chevaux, ou qu'il se donne lui-même, soit aux talons, soit à la partie postérieure du boulet et du canon.

Le traitement varie suivant l'intensité du mal : tout d'abord on doit faire de fréquentes lotions astringentes (extrait de Saturne mélangé à de l'eau de citerne bien froide), ensuite on emploie un onguent dessiccatif (onguent égyptiac) ; mais quand elles existent en talon, les atteintes s'accompagnent souvent du décollement d'une portion de corne ; alors il faut enlever cette corne décollée, amincir la corne environnante, et établir sur la plaie un petit pansement compressif, avec des étoupes et quelques tours de ligature.

Les contusions à la partie postérieure du boulet et du canon sont quelquefois très-graves, mais le plus souvent elles guérissent au début par des bains froids longtemps prolongés ; si ce moyen, auquel on peut faire succéder des applications astringentes, ne réussit pas, il sera prudent de consulter un Vétérinaire.

Des enchevêtrures. On nomme ainsi des plaies que le cheval s'est faites au pli du paturon en se prenant dans sa longe. L'enchevêtrure est rarement un accident grave ; des soins de propreté, et des lotions astringentes suffisent pour le guérir; mais si la peau est entièrement coupée, il faut y apporter des soins plus complets. Des pansements faits avec des plumasseaux imbibés de teinture d'aloès et maintenus par quelques tours de ligature, deviennent nécessaires chaque jour, jusqu'à cicatrisation entière de la peau.

Des crevasses. Les crevasses sont des plaies transversales plus ou moins profondes, situées dans le pli du paturon. Les chevaux lymphatiques qui travaillent sur des terrains rocailleux, dans des boues âcres, y sont principalement exposés; ces plaies généralement peu graves, mais assez difficiles à guérir, deviennent quelquefois constitutionnelles, ou dégénèrent en eaux aux jambes.

Au début, lorsqu'il n'y a que rougeur de la peau, on fait des onctions de populéum ou des lotions émollientes; mais si la peau commence à se fendiller, on devra employer les dessicatifs puissants (des dissolutions concentrées d'extrait de saturne, ou plutôt de sous-acétate de cuivre).

Blessures faites par la selle et le collier.

Le mal de garrot est une tumeur dure ou molle, toujours douloureuse, située sur la région qui a pour base les sept premières vertèbres dorsales. Les chevaux qui ont le garrot gras et mal sorti, y sont surtout exposés; une selle mal confectionnée, un pactage mal fait, une mauvaise position à cheval, sont les causes déterminantes.

Les tumeurs au garrot ont souvent des suites trés-graves, lorsqu'elles sont négligées; elles s'abcèdent, d'où résulte fréquemment la carie du ligament cervical, et même des apophyses épineuses des vertèbres.

Si, en dessellant le cheval, on s'aperçoit que la région du garrot est tuméfiée et douloureuse, on doit aussitôt y appliquer une couche de gazon fortement imbibée de vinaigre et replacer la selle par-dessus cet appareil. Si, après 24 heures, la tumeur n'a pas disparu, on fera couper les poils sur toute sa surface pour y appliquer immédiatement une forte couche d'onguent vésicatoire.

Lorsque le mal du garrot consiste dans une tumeur molle ou kyste, il ne faut pas hésiter à donner écoulement au liquide par une ouverture basse et assez étroite, et y appliquer en même temps, une bonne couche d'onguent vésicatoire.

Quand le mal de garrot date de plusieurs jours, qu'il y a abcès et carie, le traitement est plus compliqué et ne doit être entrepris que par un Vétérinaire.

Le mal de rognon est une tumeur qui survient aux vertèbres lombaires; elle comporte les mêmes détails et le même traitement que le mal de garrot; seulement elle résulte toujours de l'appui direct des pointes de la selle, lorsque celles-ci cèdent sous le poids d'un porte-manteau trop chargé et mal fait, ou bien lorsque cette partie de la selle est mal confectionnée. Les chevaux qui ont le dos de carpe, ceux aussi qui ont une conformation contraire, c'est-à-dire ceux dont le dos est ensellé, y sont surtout exposés.

Les blessures résultant de la pression du collier

existent au bord supérieur de l'encolure, ou inférieurement et de chaque côté. L'étroitesse et la petitesse du
collier, sa mauvaise confection, sont les principales
causes occasionnelles. Cependant un collier trop large
détermine souvent le même effet, à cause de sa trop grande
mobilité sur l'encolure. Les chevaux dont les épaules
sont plates, peu saillantes, l'encolure grêle et mince, y
sont principalement exposés.

La première indication à suivre est de faire cesser la
cause, si cela est possible. Lorsqu'il y a urgence de se
servir des chevaux et que la plaie existe à la partie
inférieure de l'encolure, on place avec avantage au-dessus
de la plaie des coussinets bien rembourrés qui garan-
tissent le mal du contact avec le collier. Des lotions
astringentes (eau vinaigrée ou saturnée), suffisent pour
obtenir une prompte cicatrisation de toutes ces plaies.
Si on persistait à faire tirer des chevaux ainsi blessés,
le tissu cellulaire sous-cutané en dessous des plaies
s'endurcirait, la peau s'épaissirait; puis bientôt il se
développerait de véritables tumeurs qu'on serait obligé
d'extirper.

Les blessures par les sangles consistent dans des
tumeurs chaudes, plus ou moins douloureuses, qui ac-
quièrent quelquefois la grosseur d'une tête d'homme;
il suffit, pour en obtenir la résolution, de ne pas seller
le cheval pendant quelques jours, et d'y faire de fortes
frictions avec de l'alcool et du savon à base de potasse.

Les coups de pied sont des accidents très-fréquents,
dont plusieurs sont excessivement graves, surtout quand
ils portent sur les articulations. Immédiatement au

début des bains froids d'une demi-heure, répétés plusieurs fois dans la journée, et alternés avec des lotions d'eau fortement saturnée, donnent souvent de très-bons résultats; ils font avorter l'inflammation, et l'épanchement séreux qui en est la conséquence. Mais si le coup de pied a ouvert une articulation et s'il date de plusieurs jours, le traitement demande certaines précautions qu'un homme étranger à l'art ne peut pas suivre.

Des contusions. Ce sont des meurtrissures occasionnées par le choc, la pression ou le frottement d'un corps dur; elles existent avec plaie ou sans plaie.

Traitement. Si la contusion est légère, des lotions froides et astringentes, eau froide, glace, eau vinaigrée ou saturnée, sont toujours efficaces. Si, au contraire, elle est plus grave, qu'elle s'accompagne de fièvre, indépendamment du traitement local, on a recours aux saignées, plus ou moins fortes, que l'on aide par la diète, les breuvages rafraîchissants, acides ou nitrés.

Maladies des yeux. Les causes prédisposantes de ces maladies, sont: le travail de la dentition, l'usage habituel des aliments fibreux, l'influence des pâturages marécageux. Les causes occasionnelles sont: le passage du chaud au froid, les vapeurs irritantes des écuries et les corps étrangers introduits dans l'œil.

Symptômes: Larmoiement, rougeur de la conjonctive, tuméfaction des paupières, sensibilité et chaleur de l'œil et des parties qui l'environnent, aspect blanchâtre de la cornée; fièvre de réaction plus ou moins forte.

Traitement. Si l'affection est légère, lotions astringentes répétées plusieurs fois dans la journée, l'eau blanchie par l'extrait de saturne ; si l'ophthalmie est violente, saignées générales, application de sangsues autour des yeux, ou saignée locale à la veine angulaire, diète et boissons rafraîchissantes.

Blessures résultant de la ferrure.

L'étonnement de sabot est une commotion imprimée au pied par de violents coups de brochoir appliqués sur le sabot, dans le but de river les clous du fer. Cette affection, qui a pour résultat la congestion des tissus vivants, dégénère quelquefois en fourbure ; les bains froids, les lotions astringentes, font presque toujours cesser cet accident.

La piqûre est l'introduction du clou dans le tissu feuilleté de chair. Si l'on a soin de le retirer immédiatement, sans en mettre un autre à sa place, le mal n'a ordinairement pas de suite ; il n'y a que lorsque la piqûre est profonde, qu'on est obligé d'agrandir l'ouverture et de faire un petit pansement avec des étoupades et de l'essence de térébenthine.

Les bleimes sont des contusions de la sole, reconnaissables à une traînée rougeâtre sur la sole ; elles sont dites sèches ou suppurées. Il suffit, dans les premières, d'amincir, autant que possible, la corne sur le mal et d'y appliquer quelques corps gras (onguent de pied) ; mais pour les bleimes suppurées, le traitement est plus complet ; il faut enlever la corne décollée par la suppuration et faire des pansements avec des étoupes imbibées de teinture d'aloès.

L'enclouure arrive après la piqûre, lorsque le clou qui blessait le pied n'a pas été enlevé ; il y a toujours, dans ce cas, décollement de la paroi, qui nécessite une opération chirurgicale assez grave.

La sole brûlée résulte de l'application d'un fer trop chaud et tenu trop longtemps sur le pied. Parer la sole, y appliquer des plumasseaux enduits de térébenthine et retenus par une éclisse, compose le traitement à mettre en usage.

Jurisprudence Vétérinaire.

L'article 1641 du Code civil considère comme vices rédhibitoires tous les défauts cachés de la chose vendue, et l'article 1648 dit que l'action qui en résulte doit être intentée dans le plus bref délai ; mais aucun ne spécifie, ni les défauts qui peuvent donner lieu à cette action, ni les délais dans lesquels elle doit être exercée. Autrefois ces délais, et même les vices, étaient réglés par les usages et coutumes des pays, et comme ces usages différaient dans chaque pays, il résultait nécessairement, de ce peu d'uniformité, de nombreuses contestations ; aussi a-t-on senti la nécessité de créer une nouvelle loi qui établît une législation complète sur les vices rédhibitoires. La loi du 20 mai 1838, qui énumère les vices qui doivent d'onner lieu à la rédhibition et fixe les délais de garantie sans distinction des lieux où la vente a été faite, obvie à tous les inconvénients de l'ancienne législation.

En résumant cette loi, nous voyons que les vices désignés dans l'article premier sont seuls réputés rédhibitoires, et que ce délai de garantie est de 50 jours pour la fluxion périodique et l'épilepsie, et de 9 jours seulement pour les autres cas, non compris le jour de la livraison; que ce délai est augmenté d'un jour par cinq myriamètres de distance du domicile du vendeur, au lieu où l'animal se trouve; que, pour intenter une action en rédhibition de l'animal, il faut présenter une requête au juge-de-paix du lieu où se trouvera l'animal, pour que, par son ordre, l'expert ou les experts désignés opèrent dans le plus bref délai; enfin que si, dans le délai ci-dessus fixé, le cheval vient à mourir, le vendeur ne sera tenu de la garantie que s'il est bien prouvé que la mort provient de l'une des maladies spécifiées dans l'article premier.

Vices réputés rédhibitoires par la loi du 20 mai 1838, pour le cheval, l'âne et le mulet.

La fluxion périodique.

L'épilepsie ou le mal caduc.

La morve.

Le farcin.

Les maladies anciennes de poitrine, ou vieilles courbatures.

L'immobilité.

Le cornage chronique.

Le tic sans usure des dents.

Les hernies inguinales intermittentes.

Les boiteries intermittentes, pour cause de vieux mal.

Histoire très-succincte de chacun de ces vices.

De la fluxion périodique. Le cheval, l'âne et le mulet sont sujets à une inflammation particulière de l'œil, qui se renouvelle par accès, laissant chaque fois des lésions plus ou moins profondes, dont le résultat définitif est la perte de la vue. Mais cette maladie des yeux, pour être bien appréciée, demandant des connaissances particulières, nous dirons seulement qu'aussitôt qu'on s'aperçoit qu'un cheval, nouvellement acheté, a un ou les deux yeux malades, il faut consulter un Vétérinaire.

De l'épilepsie. Ce vice est une lésion du sentiment et du mouvement (névrose se montrant par attaques dans lesquelles il y a abolition subite des sens, accompagnée de convulsions). Les symptômes de l'épilepsie sont à peu près les mêmes que dans l'homme ; l'animal épileptique tombe quelquefois subitement comme frappé de la foudre : l'œil est fixe ou pirouettant dans l'orbite ; la bouche se remplit de bave écumeuse ; la poitrine est oppressée ; tout le corps et les membres sont raides ou agités de mouvements convulsifs.

De la morve. Cette maladie, comme nous le savons, présente plusieurs degrés : 1° engorgement et adhérence des ganglions; 2° jetage, par une ou les deux narines, d'une matière jaune-verdâtre adhérente aux ailes du nez; 3° indépendamment des autres caractères, plaies ulcéreuses sur la pituitaire. Du reste, l'animal conserve toutes les apparences de la santé.

Du farcin. Maladie qui apparaît sous la forme de tumeurs ou boutons durs, plus ou moins profonds et adhérents, tantôt isolés, tantôt groupés de différentes manières. Les boutons, après un certain temps, passent à l'état de suppuration et forment ensuite des ulcères plus ou moins profonds.

De la phthisie pulmonaire. On entend, sous cette dénomination, toutes les anciennes maladies de poitrine, mais surtout celles qui consistent dans une altération tuberculeuse des poumons. Les chevaux atteints de ces affections chroniques ont presque les apparences de la santé; mais, soumis au plus petit service, ils suent, se fatiguent, toussent et respirent difficilement; à ces signes, l'acheteur doit se mettre en mesure.

De l'immobilité. Ce vice consiste dans un état particulier du cheval : son regard est fixe, ses oreilles droites et sans mouvement; à l'écurie, quand il ne mange pas, il est somnolent et tient sa tête basse, appuyée sur la longe ou sur la mangeoire; dans l'exercice, son corps est raide et comme d'une seule pièce, tous ses mouvements s'exécutent avec difficulté; l'action de tourner sur lui-même, et surtout de reculer, est très-pénible et quelquefois impossible. Les animaux immobiles dans l'exercice, s'arrêtent tout-à-coup; d'autres fois ils s'emportent et se jettent dans les rivières et les précipices.

De la pousse. On donne le nom de pousse à un mouvement irrégulier du flanc, qui se trouve ordinairement lié à plusieurs maladies chroniques de poitrine réputées incurables. Le mouvement est interrompu le plus souvent, dans l'expiration, par une espèce de soubresaut; à ce soubresaut se joint une toux rauque, profonde et quinteuse.

Du cornage chronique. Le cornage ou sifflage, implique toujours une gêne, plus ou moins grande, dans la respiration, et consiste dans un bruit particulier qui se fait entendre le plus souvent à la gorge. Le cornage, pour être manifeste, demande que le cheval soit dans certaines conditions; c'est ordinairement à l'allure du galop qu'il se fait principalement entendre.

Du tic sans usure des dents. On donne le nom de tic à des habitudes vicieuses que contractent les animaux; le tic le plus commun est celui dans lequel le cheval, le cou tendu et fortement contracté, fait entendre un bruit particulier ou rot. Quelquefois ce mouvement se fait en appuyant fortement les incisives sur la mangeoire, le ratelier ou tout autre corps dur; alors il y a usure des incisives; par là, le défaut est visible et ne peut donner lieu à la rédhibition; mais si le cheval se livre à cette habitude sans s'appuyer sur rien, le défaut peut être caché et le vice est rédhibitoire. C'est le tic en l'air.

Hernies inguinales intermittentes. Les hernies inguinales consistent dans la descente d'une portion intestinale dans les bourses, d'où résulte une tumeur plus ou moins grosse et douloureuse. Quelquefois, par le repos, cette portion herniée peut remonter dans l'abdomen, pour redescendre de nouveau à la suite d'un violent effort; alors il y a intermittence dans la hernie, de sorte qu'elle pourra être cachée au moment de la vente.

Des boiteries intermittentes. Ces boiteries, toujours anciennes, se font remarquer dans certaines circonstances et cessent à peu près dans d'autres; elles sont dites à froid ou à chaud. Les premières apparaissent après un repos un peu prolongé et disparaissent dans l'exercice; les secondes, au contraire, ne sont reconnaissables qu'après quelque temps d'exercice; l'acheteur peut donc être facilement trompé dans les deux circonstances.

Demande d'exercer son droit en garantie.

Modèle de requête. Le sieur (NOM, PRÉNOMS, QUALITÉ ET DEMEURE), a l'honneur d'exposer que (DATE DE LA VENTE), il a acheté du sieur (NOM DU VENDEUR) au prix de............,un cheval (DÉSIGNATION ET SIGNALEMENT).

Cet animal paraissant atteint d'un vice rédhibitoire (DÉSIGNATION DU VICE), le requérant vous prie, M. le Président, de vouloir nommer un ou plusieurs experts pour constater les vices rédhibitoires dont il peut être affecté et dresser procès-verbal sur lequel il sera statué ce que de droit.

Goux et Merche.

FIN.

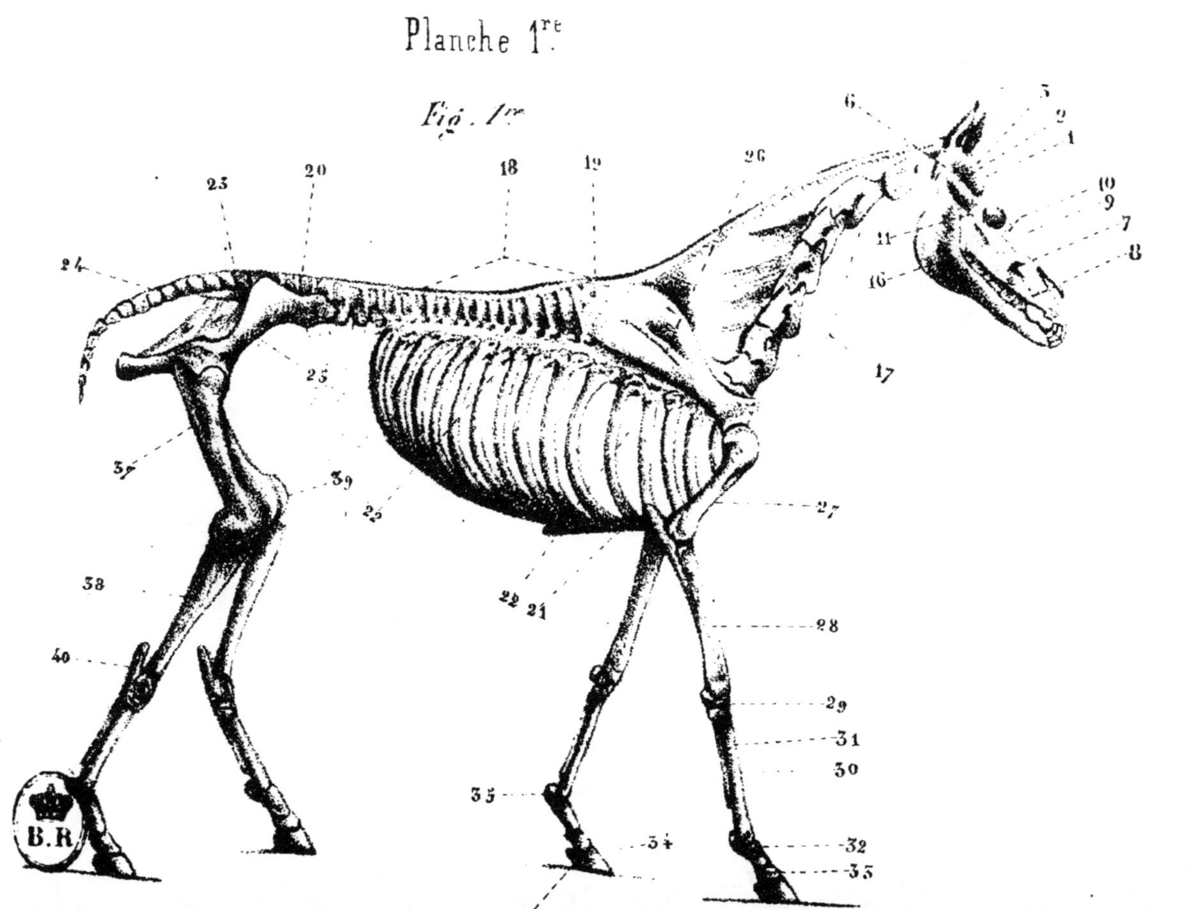

Planche 1re.
Fig. 1re.
B.R

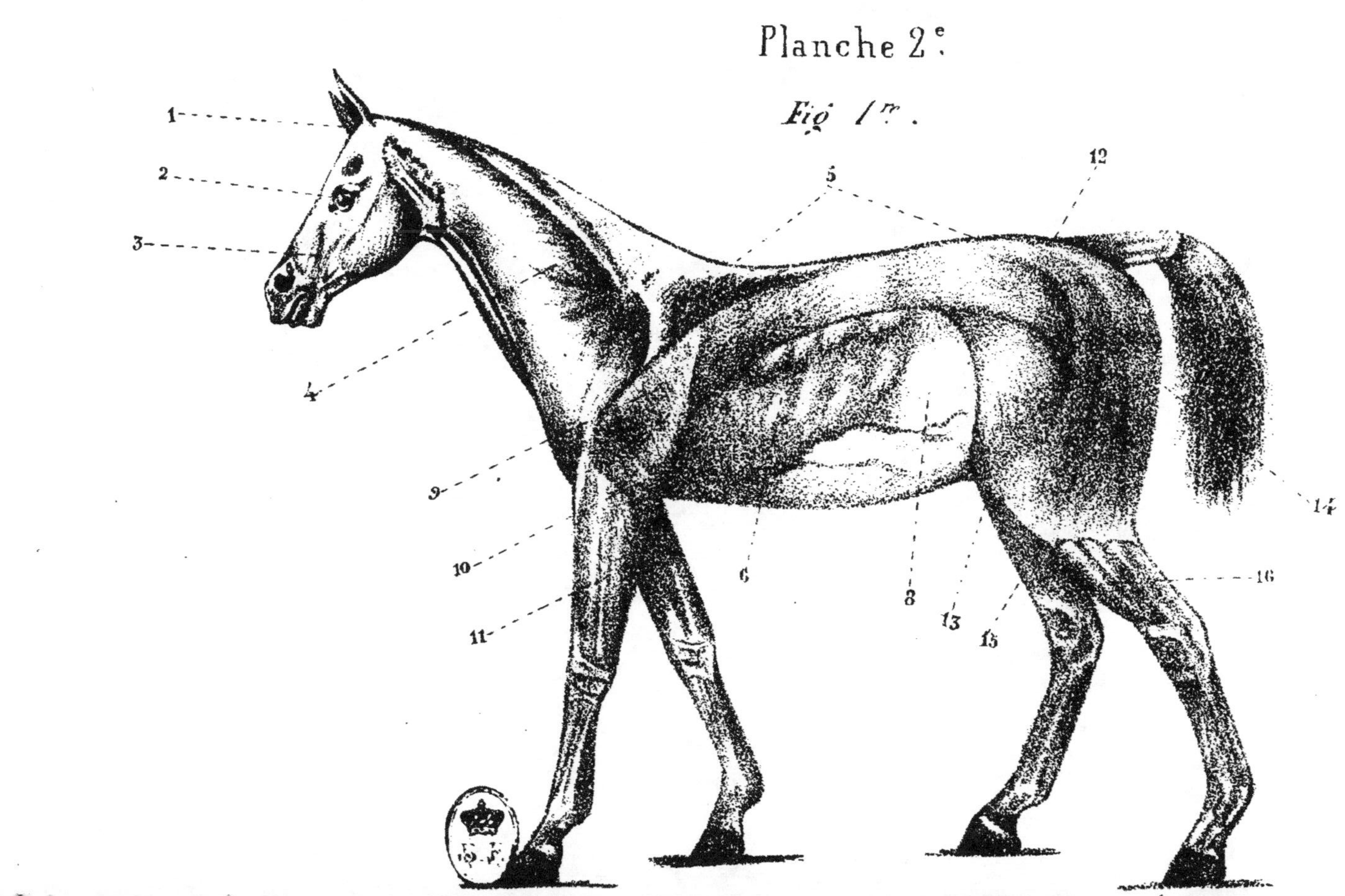

Planche 2e
Fig 1re.
1
2
3
4
5
6
8
9
10
11
12
13
15
14
16

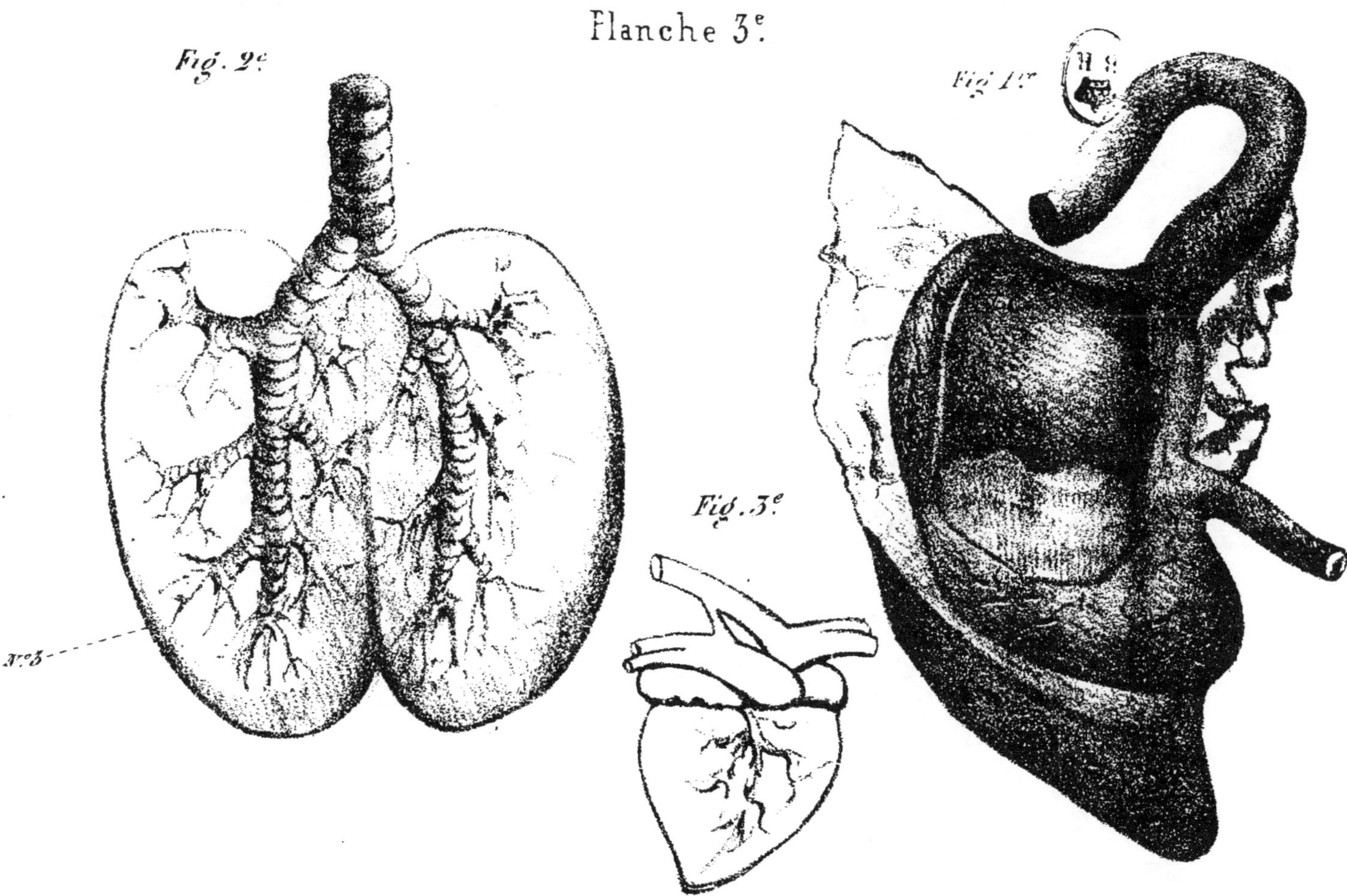

Planche 3.e

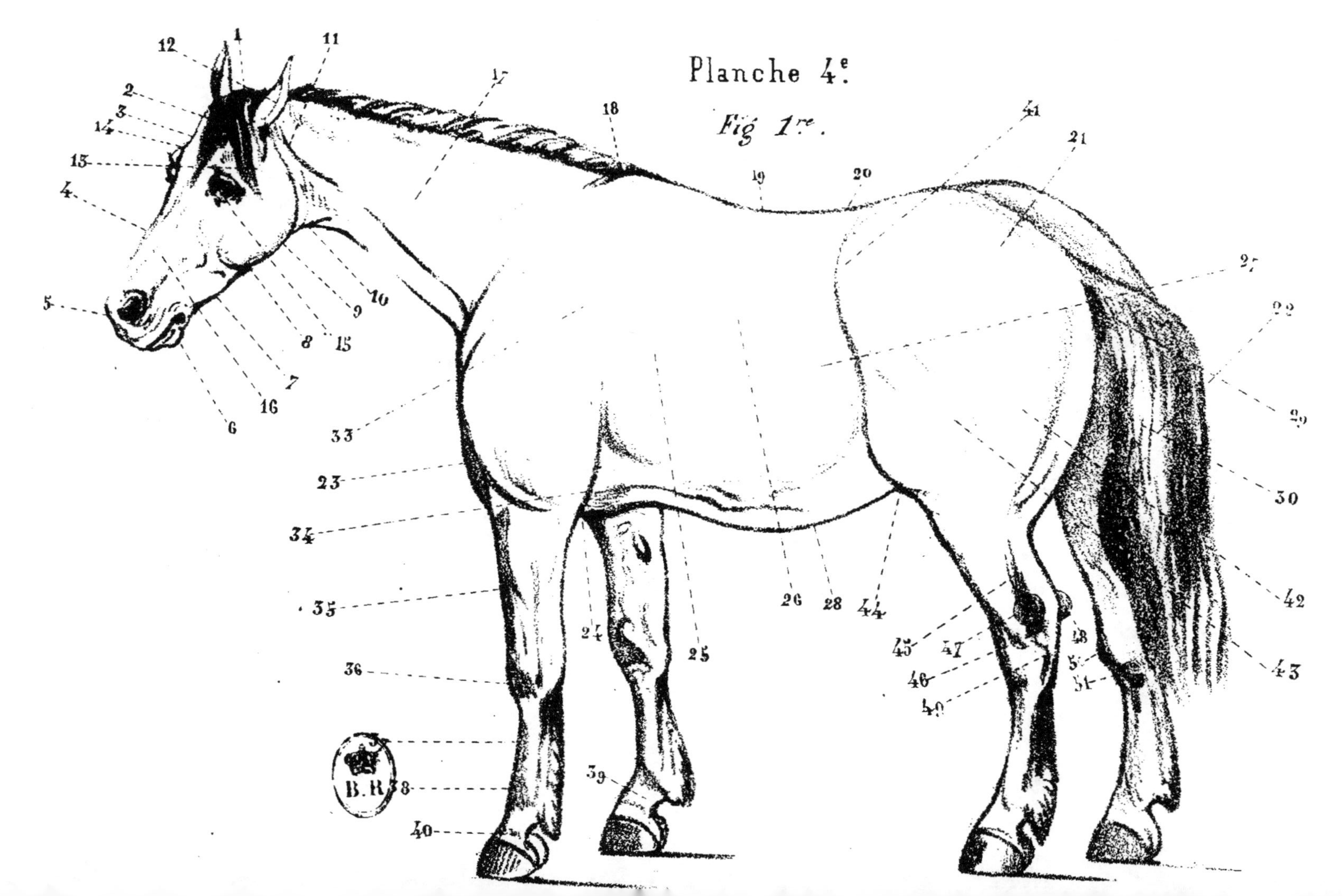

Planche 4e.
Fig 1re.
B.R.38

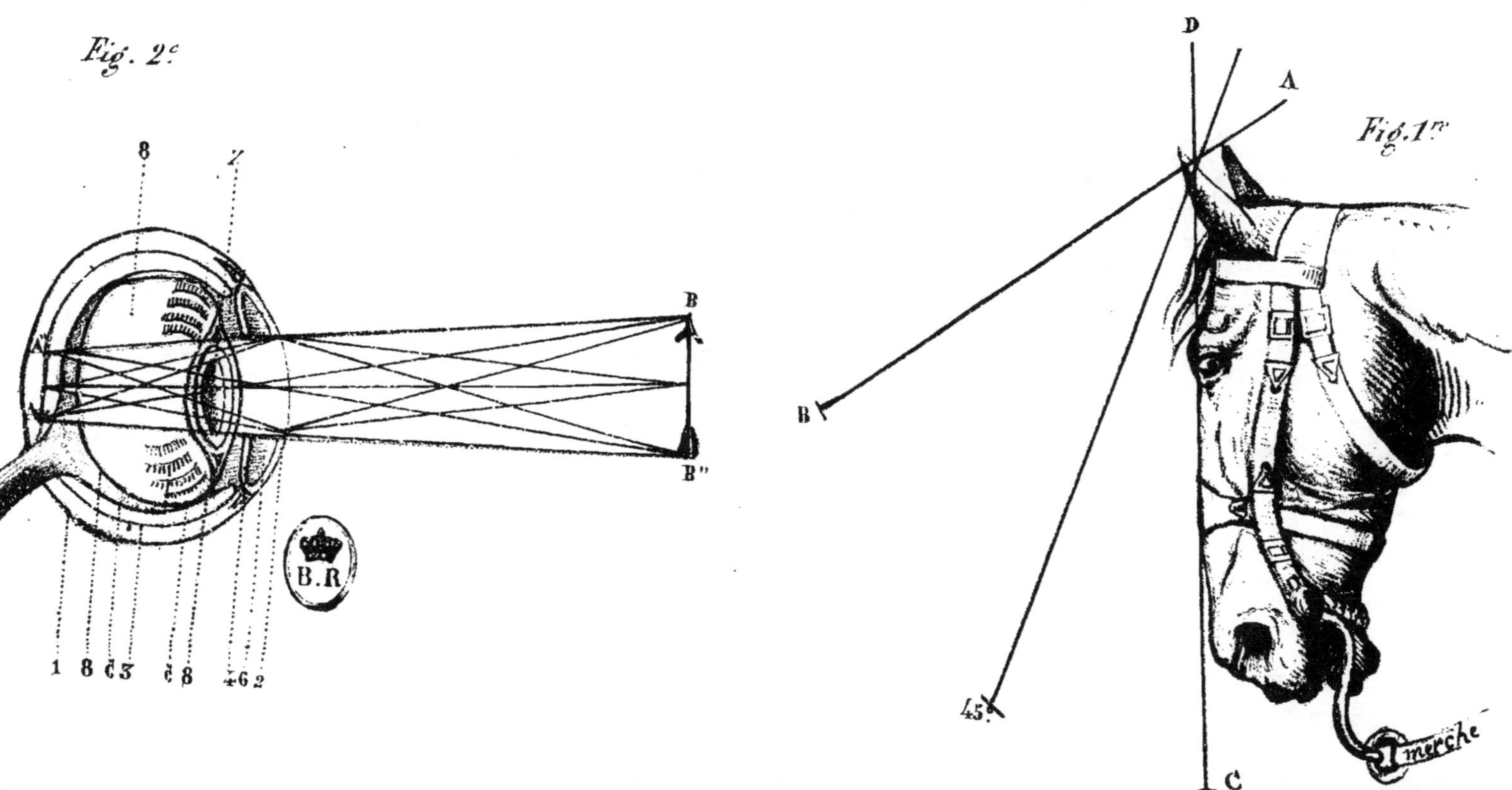

Planche 5e
Fig. 2e
Fig. 1re
B
B"
1 8 63 68 462
8
Z
B.R
B
A
D
C
45.
marche

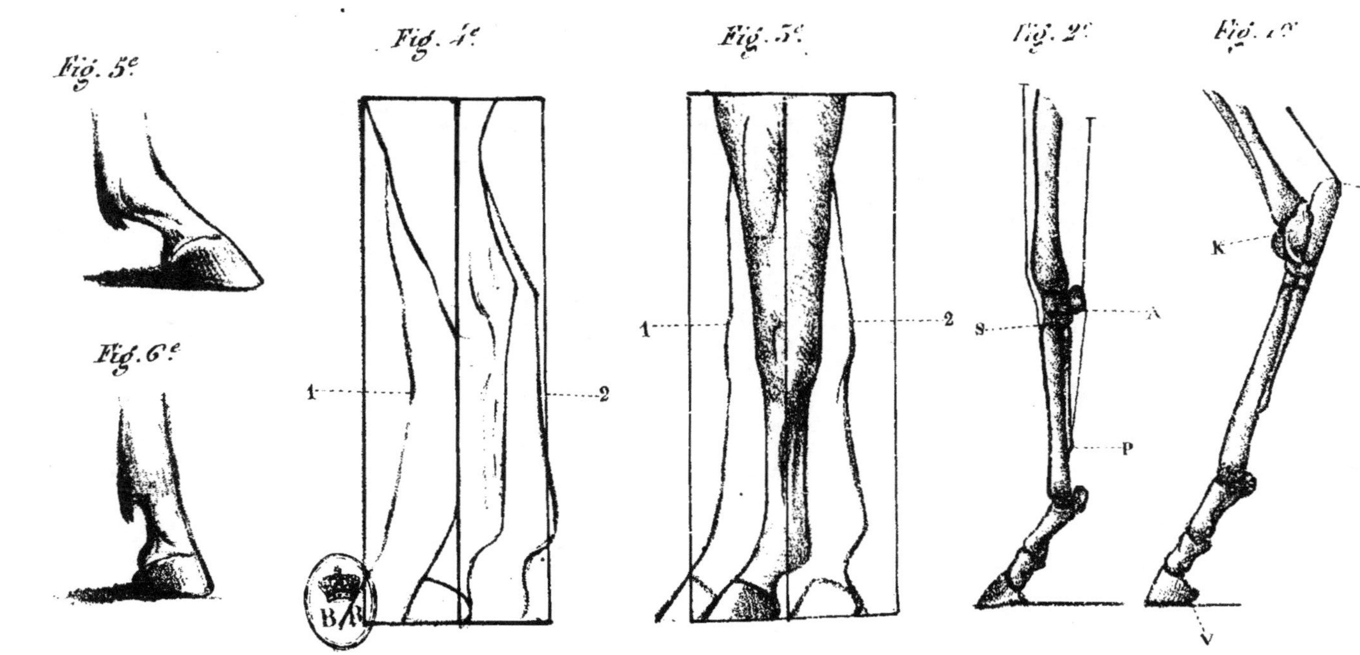

Planche 6.
Fig. 5e
Fig. 6e
Fig. 4e
Fig. 3e
Fig. 2e
Fig. 1e
1
2
1
2
S
A
K
P
V
Marche.

Planche 7.^e

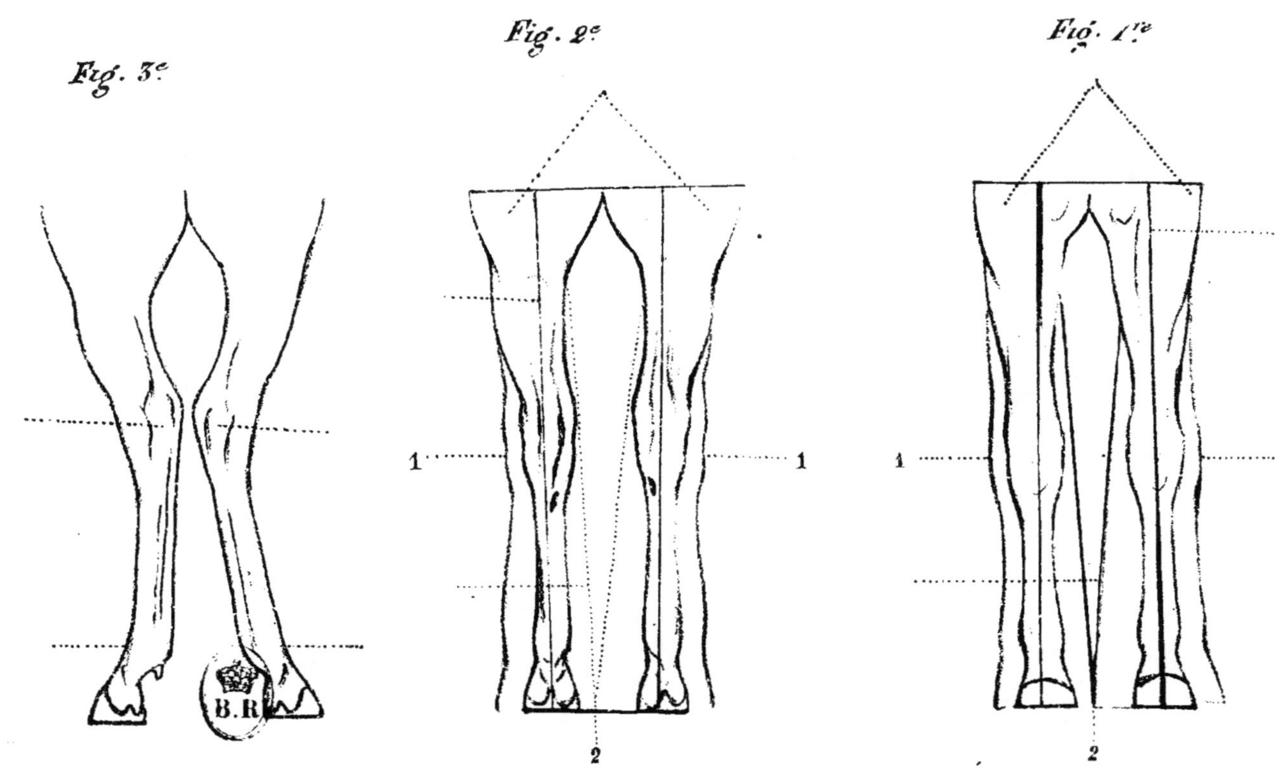

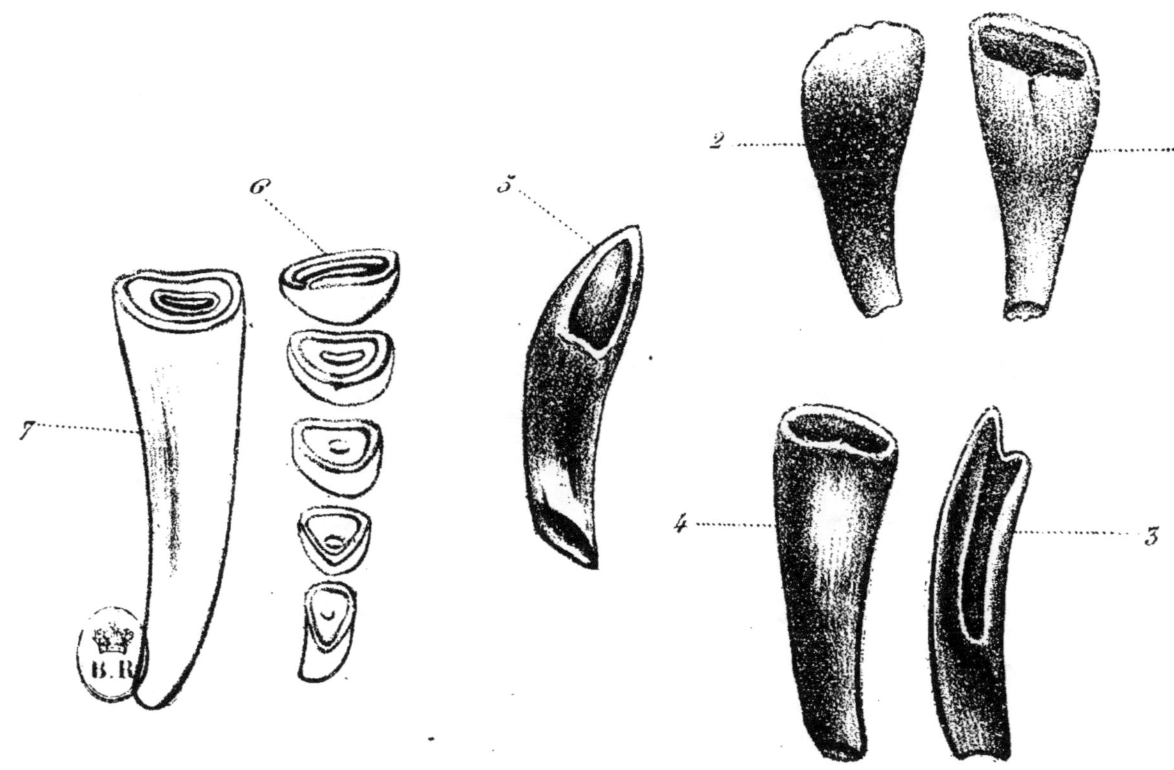

Planche 8e.

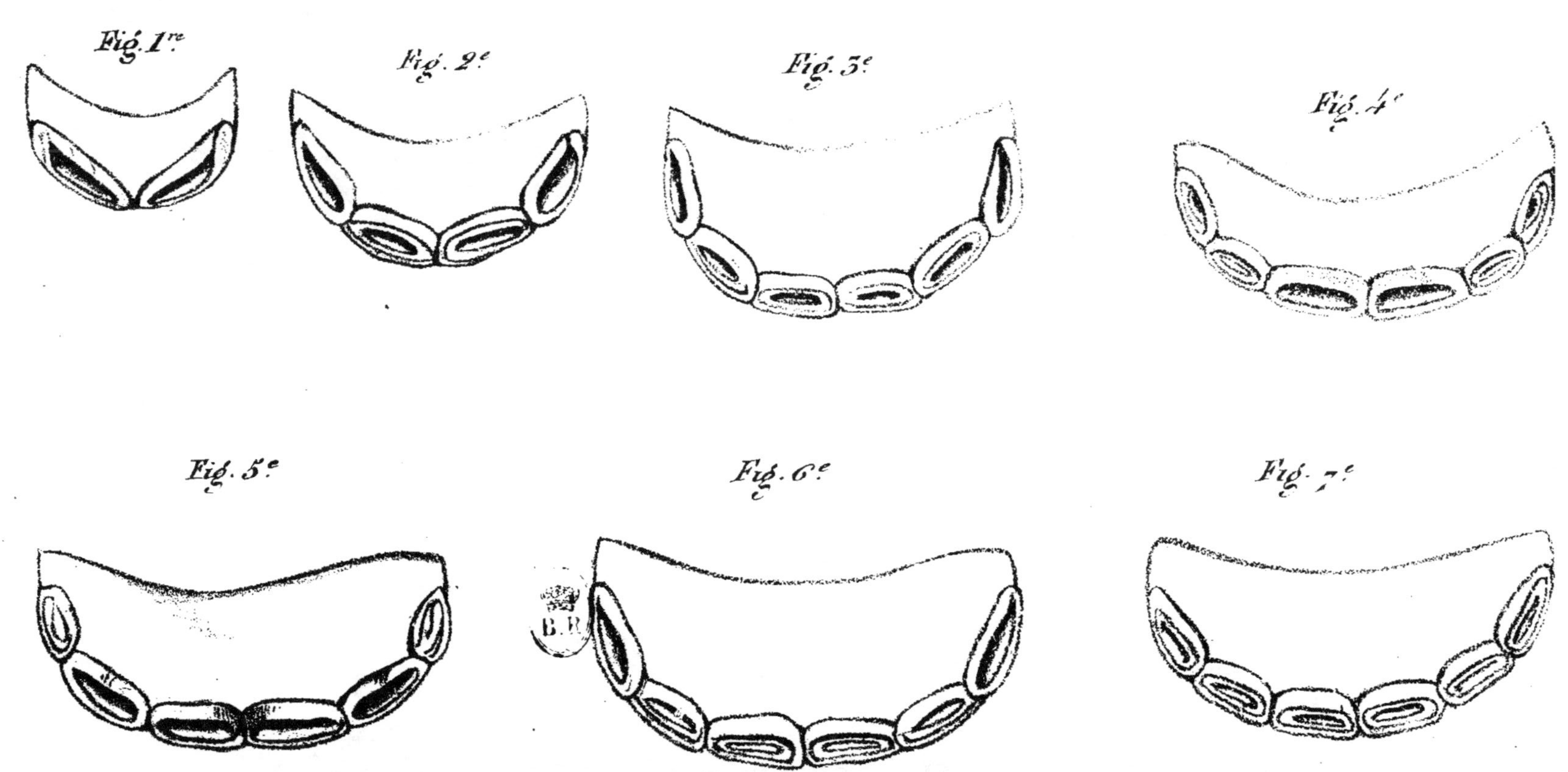

Planche 9e
Fig. 1re
Fig. 2e
Fig. 3e
Fig. 4e
Fig. 5e
Fig. 6e
Fig. 7e

Planche 10e

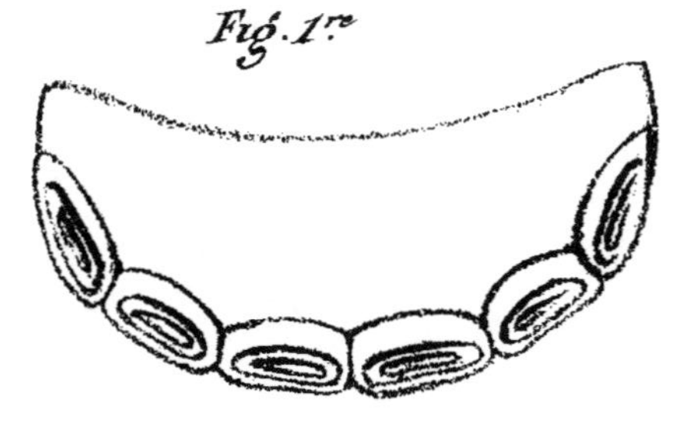
Fig. 1re

Fig. 2e

Fig. 3e

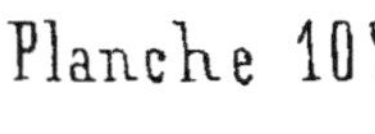

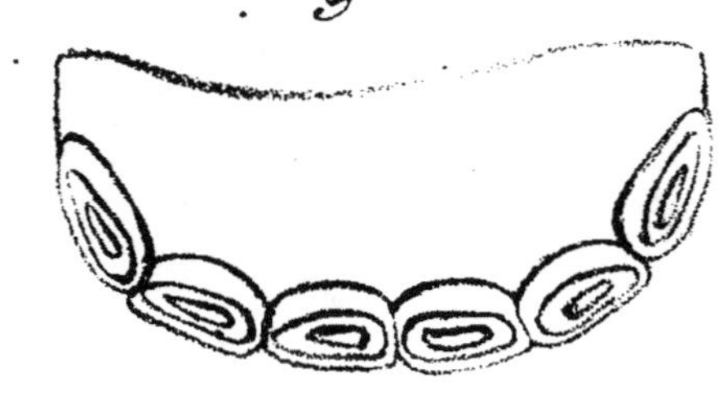
Fig. 4e
B. R

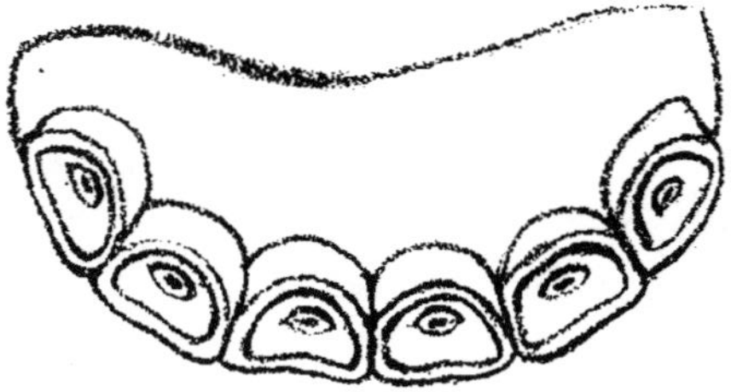

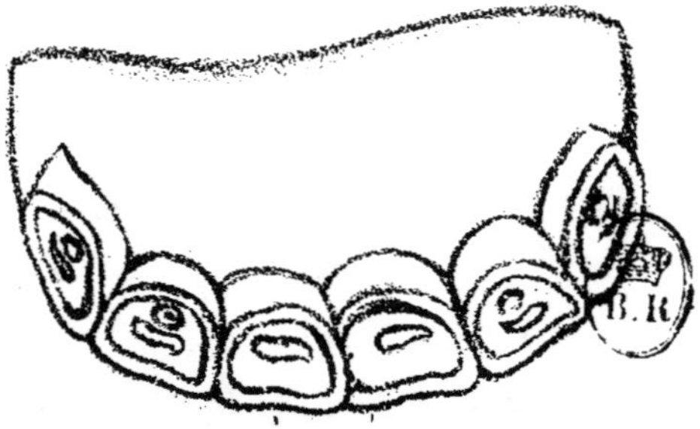

Fig. 5e

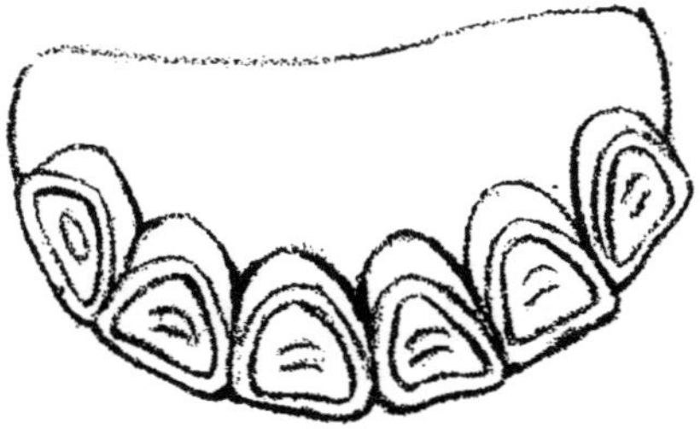

M.

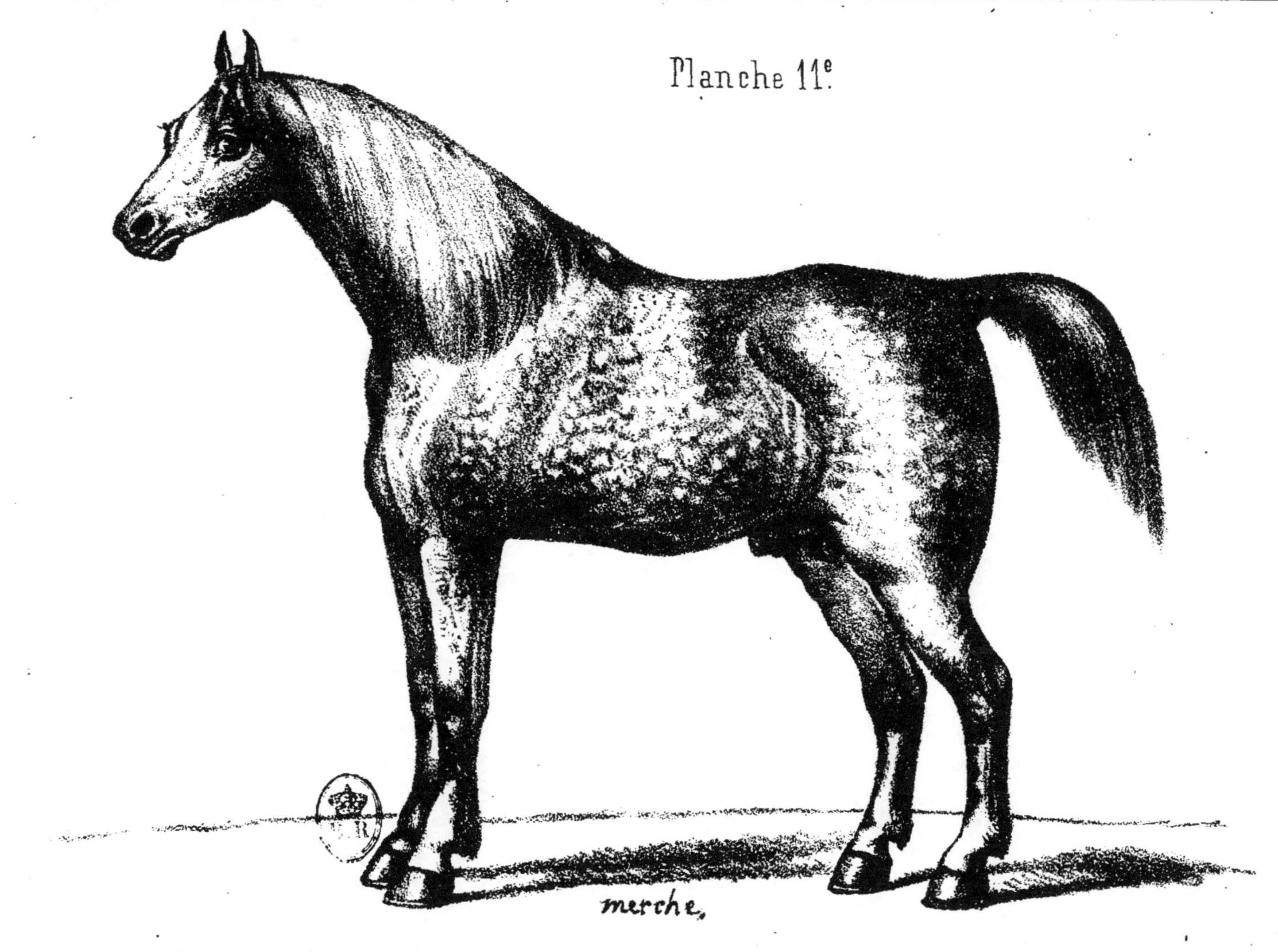

Planche 11ᵉ
merche,

Planche 12^e.

Fig. 1re. Fig. 2^e. Fig. 3^e. Fig. 4^e.

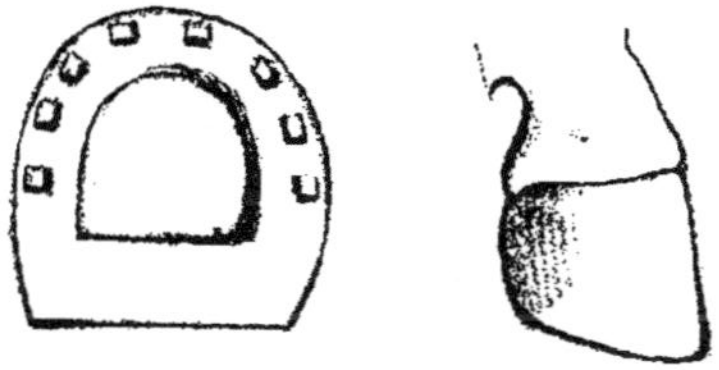

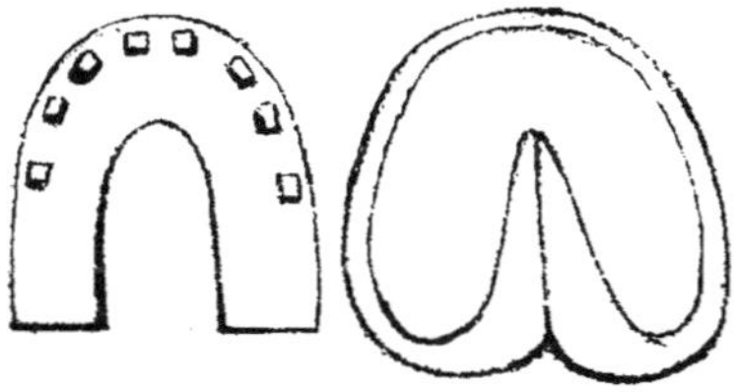

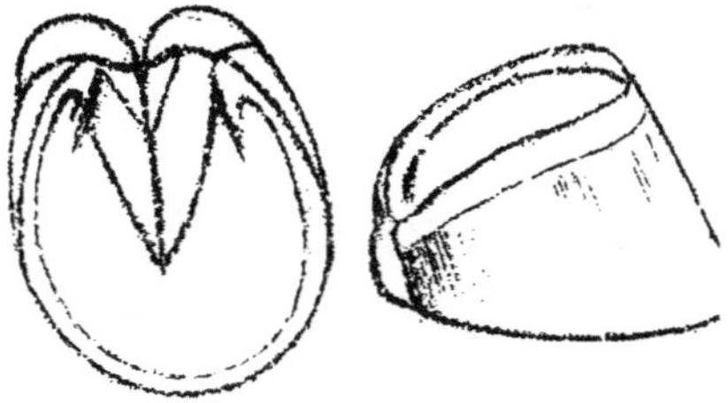

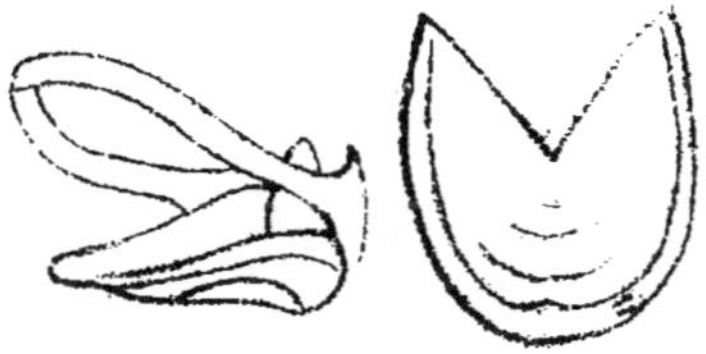

Fig. 5^e. Fig. 6^e. Fig. 7^e. Fig. 8^e.

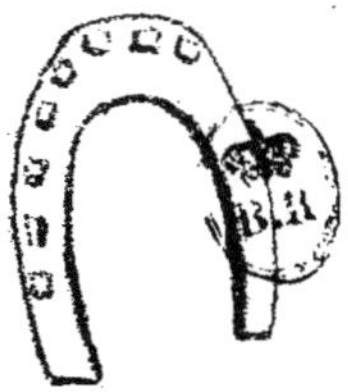

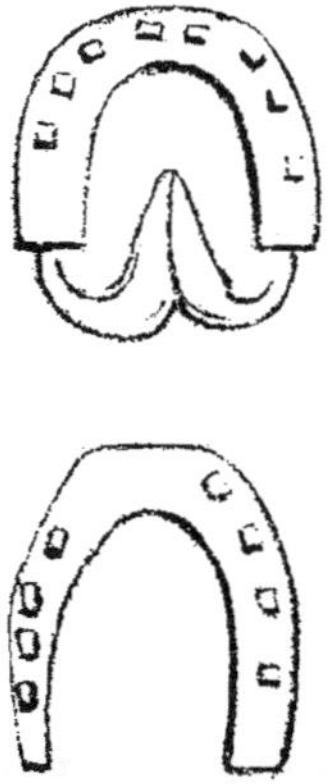

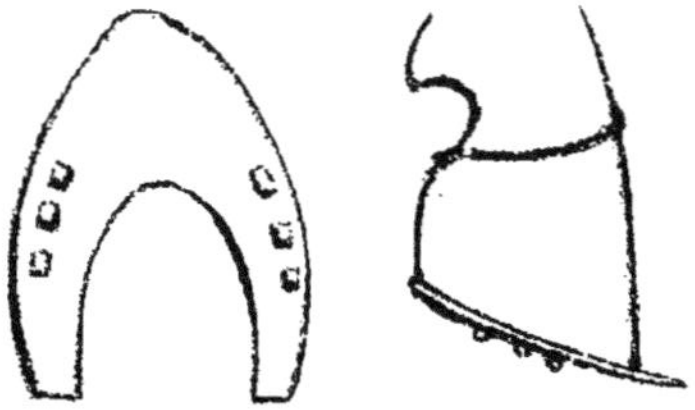

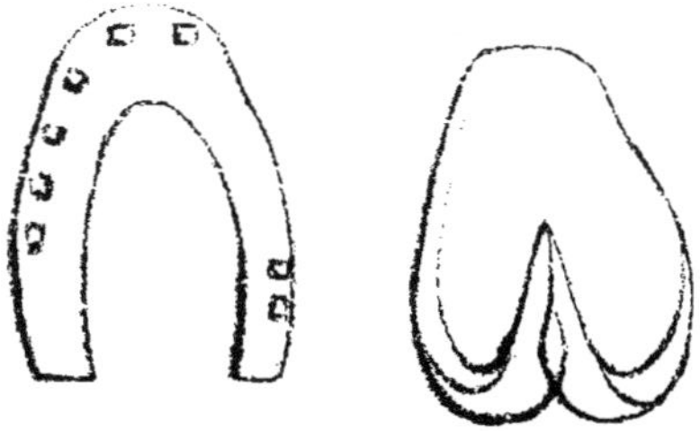

M.